LEILA KIM

UM AMOR PARA TODA A VIDA

CB041670

Gente
AUTORIDADE

Diretora
Rosely Boschini

Gerente Editorial Sênior
Rosângela de Araujo Pinheiro Barbosa

Editora
Audrya Oliveira

Assistente Editorial
Mariá Moritz Tomazoni

Produção Gráfica
Fábio Esteves

Preparação
Elisabete Franczak

Capa
Rafael Brum

Projeto Gráfico e Diagramação
Renata Zucchini

Revisão
Leonardo Dantas do Carmo
e Mariana Marcoantonio

Impressão
Bartira

CARO(A) LEITOR(A),

Queremos saber sua opinião sobre nossos livros.
Após a leitura, siga-nos no **linkedin.com/company/editora-gente**,
no TikTok **@EditoraGente** e no Instagram **@editoragente**
e visite-nos no site **www.editoragente.com.br**.
Cadastre-se e contribua com sugestões, críticas ou elogios.

Dados Internacionais de Catalogação na Publicação (CIP)
Angélica Ilacqua CRB-8/7057

Kim, Leila
    Um amor para a vida toda: como criar conexões duradouras com seus filhos e praticar a linguagem do afeto diariamente / Leila Kim. - São Paulo : Gente Autoridade, 2023.
    192 p.

ISBN 978-65-88523-71-1

1. Desenvolvimento pessoal 2. Pais e filhos 3. Crianças – Formação I. Título

23-2147

Índice para catálogo sistemático:
1. Desenvolvimento profissional

Este livro foi impresso em papel pólen bold 70g
pela gráfica Bartira em junho de 2023.

Nota da Publisher

A relação entre pais e filhos é uma das mais importantes e significativas na vida de uma pessoa, não é mesmo? É claro que muitas são as trocas entre os dois lados, envolvendo carinho, aceitação, diálogo, mas também discussões, desacordos e brigas de vez em quando. Acredito que isso ocorre porque, ao longo do tempo, essa relação pode passar por altos e baixos, à medida que a criança se torna adolescente e, eventualmente, um adulto independente.

Em seu livro, Leila Kim nos ensina que é importante que os pais estejam dispostos a se adaptar às mudanças e aos desafios que surgem ao longo do caminho, mantendo uma conexão forte e significativa com seus filhos. Mas nem sempre é fácil, não é? De que forma você se relaciona com os seus filhos? Você acha que alguma coisa nessa relação precisa ser melhorada? Então não se apavore, pois isso faz parte do processo natural de educar uma criança.

Para compreender melhor essa relação, recomendo a leitura da obra da Leila Kim, que nos faz lembrar que a relação entre pais e filhos é um laço duradouro que pode influenciar a vida de ambos de maneira significativa. E que tal relação, quando construída com base em amor, respeito e apoio mútuo, pode proporcionar uma base sólida para o crescimento e desenvolvimento pessoal e emocional dos filhos, e a satisfação e o prazer dos pais.

Rosely Boschini • CEO e publisher da Editora Gente

A
Maria Aparecida Paulino Vieira,
mãe querida, com quem pude reparar, em vida,
nossas relações amorosas.

Arnold Vieira Kim, fruto do amor
e da concretização de sonhos em realidade.

Sumário

Nota da autora

Como seria bom construir alguma coisa pura, liberta do falso amor sublimado, liberta do medo de não amar... Medo de não amar, pior que o medo de não ser amado...

Clarice Lispector[1]

Olá, sou Leila Kim, e o meu maior desafio com este livro foi escrever de forma simples e objetiva, para ser acessível a um maior número de pessoas. Tenho treinado a comunicação oral com leigos – pais, professores e líderes de um modo geral – em palestras presenciais e nas redes sociais nos últimos cinco anos, e estou muito grata a você, leitor, por estar comigo nesta leitura.

Minha intenção aqui é comunicar como é possível desenvolver relações amorosas mais saudáveis entre pais e filhos, bem como mostrar as origens de conflitos persistentes, que causam insatisfação no ambiente familiar e que muitas vezes se repetem em outros grupos de convivência social.

Você conhece pessoas que reclamam das regras de convivência estabelecidas no ambiente familiar ou profissional? Você, possivelmente assim como essas pessoas, já experimentou um clima afetivo de turbulência, em que os conflitos nas relações se repetem como se não houvesse saída? Nesse clima, o imenso esforço

---

[1] LISPECTOR, C. **Perto do coração selvagem**. Rio de Janeiro: Rocco, 1998.

dispensado no desenvolvimento de tarefas pouco produtivas o deixa cansado, com raiva, triste, se sentindo culpado e sem condições mínimas de expressar o amor que ainda lhe resta? Então a leitura deste livro poderá ajudar você.

Trata-se de uma síntese de ideias que venho desenvolvendo a partir de pesquisas realizadas com metodologia ativa nos últimos cinquenta anos, no Brasil e em Portugal, por meio da prática com grupos no consultório, em escolas, hospitais, empresas e em políticas públicas nas áreas da Saúde e Educação.

Desse modo, espero contribuir para que sonhemos e criemos juntos melhores condições de convivência afetiva no ambiente familiar expandido, por meio de comunicações assertivas, que inspirem e concretizem projetos de saúde e educação que possam frutificar líderes mais prósperos.

Você conhece o ditado popular "Cada um colhe o que planta"?. De fato, é no amadurecimento dos frutos que verificamos o retorno de nosso investimento. Assim fundamentada, tenho verificado que sempre é tempo de educar: o aprimoramento das relações interpessoais entre pais e filhos forma adultos autorresponsáveis e mais preparados para o futuro.

Procura-se, de uma geração à outra, um método consistente que sirva de referência para o autoconhecimento dos pais, que os ajude a desenvolver uma educação mais eficaz e que produza impacto na vida dos filhos. Com a intenção de refazer esse percurso, os filhos arriscam-se a acrescentar um ponto ao conto, e às vezes conseguem inovar pela autorresponsabilidade.[2]

[2] Segundo Paulo Vieira, *autorresponsabilidade* é a crença de que você é o único responsável pela vida que tem vivido. (VIEIRA, P. **O poder da autorresponsabilidade**: a ferramenta comprovada que gera alta performance e resultados em pouco tempo. São Paulo: Gente, 2017).

No entanto, será que, neste milênio, os pais conseguem desenvolver relações amorosas adequadas com os filhos? Como você tem lidado com a própria frustração e comunicação para ajudar seu filho naquilo que ele precisa aprender agora?

Na prática clínica e educacional, tenho percebido que muitos pais e professores estão sem tempo para observar e ouvir ativamente os filhos e alunos, e, assim, deixam de legitimá-los em seus comportamentos adequados. E é nessa falta de interconectividade que se estabelecem padrões repetitivos de respostas que provocam um ambiente ruidoso e até tóxico na família e na escola.

Você tem observado a si mesmo e ao seu filho? Você acha que alguns pais sabem educar os filhos melhor do que você? Você considera importante participar de intervenções terapêuticas breves[3] para ampliar sua percepção e aprender como os pais podem gerar, gerir e nutrir os valores que os filhos precisam aprender, praticar e sustentar neste momento da vida humana? Então, leia este livro para encontrar respostas para estas e outras questões que ajudarão você a aprimorar a relação com seu filho.

Boa leitura!

---

[3] Intervenção terapêutica breve: método ativo desenvolvido por mim para clarificar seu envolvimento inconsciente em "conluios" estabelecidos com outras pessoas e revertê-lo em um instrumento de empatia e intuição.

Introdução

Por que todos que têm o poder de autoridade nos relacionamentos em grupo deveriam ler este livro?

Porque tenho comprovado que líderes – pais, professores e cuidadores de um modo geral – que desconhecem os princípios básicos que regem as relações amorosas têm tido dificuldade de resolver sozinhos os conflitos internos e externos que causam insatisfação em seus relacionamentos com os filhos, alunos, parceiros e colaboradores. A baixa tolerância à frustração os impede de ter sucesso em seus empreendimentos, porque cria um ambiente coletivo de baixa qualidade afetiva, que interfere em sua prosperidade física/material, emocional, mental e espiritual.

Esses líderes evitam viver a frustração porque têm dificuldade de perceber e aceitar seus próprios erros e, assim, os repetem de forma impulsiva até a exaustão. Eles me procuram quando o seu fracasso atinge o grupo familiar ou as suas condições básicas de trabalho. Então, tomam ciência de que precisam conhecer, na raiz, a causa desse fracasso na interação familiar, tanto na família de origem quanto na atual, para serem ajudados na construção de um novo caminho estratégico e tático, que os leve ao sucesso almejado.

Marque agora em seu caderno de anotações: *Eu inovo para descobrir novos caminhos quando minha produção traz resultados aquém do meu merecimento, porque sou um vencedor!*. Eu aprendi isso quando escolhia novos caminhos para chegar mais rápido da fazenda à cidade. Ao caminhar pelo campo, o capim-gordura ia ficando mais amassado cada vez que eu passava por ele, até se transformar em uma nova trilha. No começo, tudo era amedrontador, porque cobras e carrapatos escondidos no capim alto e denso poderiam me machucar. Cada nova trilha era uma nova experimentação.

Do mesmo modo, cada vez que você inova, as conexões nervosas do seu cérebro formam novas trilhas e lhe permitem construir novas sinapses que tornam você *mais produtivo*, ou seja, capaz de realizar suas obrigações mais rapidamente, tendo mais tempo livre para curtir as coisas que lhe dão prazer. É assim que construo times de vencedores que, como eu, transformam suas vidas e conseguem ser cuidadores melhores, amorosos consigo mesmos e com o ambiente afetivo sociopolítico-cultural em que convivem.

De fato, eu me sinto realizada pela aprendizagem que obtive por meio de trocas afetivas em diferentes grupos, pois dessa forma posso ajudar as pessoas – principalmente pais e professores – a lidarem melhor com a frustração e com a comunicação interpessoal e, assim, terem mais satisfação e gerarem menos conflitos internos e externos.

Você deve estar se perguntando: *De onde a Leila tira tanta energia?*. O que impulsiona meus movimentos produtivos é a indignação de perceber que muitos pais não conhecem a si mesmos, muito menos conhecem o próprio filho, o que seria o primeiro passo para uma educação autossustentável.

Essa indignação tornou-se o meu ponto de partida para criar um método inovador que ajudasse pais e responsáveis a se conectarem consigo mesmos e com os filhos, por meio de ações educativas produtivas. Eu o aplico há mais de quarenta anos em diferentes grupos, com resultados que garantem eficiência, eficácia e impacto em milhares de pessoas.

Nesse método, eu integro teoria e prática de forma profunda e consistente, com provas na experiência clínica e em pesquisas realizadas em grupos de mães no período de mestrado em Psicologia da Educação na Pontifícia Universidade Católica de São Paulo (PUC-SP), com professores no doutorado em Psicologia Clínica no Instituto de Psicologia da Universidade de São Paulo (IPUSP) e pós-doutorado em Estudos Culturais e Educação, respectivamente, da Universidade de Aveiro, em Portugal, e da Universidade Nove de Julho (Uninove), em São Paulo.

Este livro é o resultado desse trabalho e se destina a pais e responsáveis que queiram adquirir competência para formar filhos éticos, honestos, autorresponsáveis, empáticos e conhecedores da relação custo-benefício. Eu descrevo aqui o método que lida com a armadilha **FAST** (**F**rustração, **A**ção impulsiva, **S**em **T**empo para pensar), que muda o padrão de cuidado pela experiência com ciência. Esse método trabalha com ações educativas produtivas, em intervenção breve pontual (até doze sessões individuais, de casais ou com pequenos grupos).

Para tanto, apresento neste livro o estado da arte que fundamenta o método, ilustrado pela experiência prática.

Boa leitura a todos vocês, pais, mães, cuidadores e gestores autorresponsáveis que querem conhecer a si mesmos e se desenvolver com facilidade para gerar um significativo valor positivo na vida pessoal, familiar, social e profissional.

Grata pela sua presença no aqui e agora.

Capítulo 1

Você promete viver com amor?

Dizem que quem ama não vê defeitos na pessoa amada em circunstância alguma. Triste engano, pois o amor puro permanece o mesmo independentemente das circunstâncias, porque ele é constante e sem expectativas. De acordo com diferentes abordagens de conhecimento, o amor é manifestado pelo *Ser desperto*, conforme menciona o líder espiritual Dada Bhagwan[4]; pelo *Self observador/centelha divina*, segundo Jacob Levy Moreno[5]; como o *Selfie*, segundo Carl Jung[6]; ou ainda pelo *Eu superior* (Deus interior, na visão popular), entre outros.

Para Jung[7], o *Ser divino* costuma ser representado por palavras ou imagens simbólicas, porque é difícil descrevê-lo ou compreendê-lo pela razão e porque ele tem um significado que vai além do que é manifesto de forma imediata.

---

[4] DADA BHAGWAN. **Amor puro**. Gujarat, Dada Bhagwan Vignan Foundation, 2021.

[5] MORENO, J. L. **Fundamentos do Psicodrama**. São Paulo: Summus, 1983.

[6] JUNG, C. G. **O eu e o inconsciente**. Tradução de Dora Ferreira da Silva. 17. ed. Petrópolis: Vozes, 2003. p. 166.

[7] JUNG, 2003.

O Self observador pode se manifestar por meio de técnicas psicodramáticas em situações de intervenção terapêutica.[8] O psicodramatista Carlos Calvente confirma que ele se externaliza na dramatização de personagens que habitam o nosso mundo.[9]

O método de ação psicodramática possibilita a participação que transcende a palavra e se dirige ao encontro. Segundo Calvente, esse fato só é possível porque os personagens ocupam um lugar intermediário entre nossos papéis privados e nossa própria identidade. Na 15ª Roda de Conversa da *Revista Brasileira de Psicodrama*, "Recursos e Efeitos do Psicodrama Online e Presencial"[10], dirigida por mim, a manifestação dos *movimentos do amor no ser humano* por meio dos personagens representados pelo corpo e por lenços e desenhos desvelou o autoconhecimento e o conhecimento coletivo dos sujeitos participantes.

Para Dada Bhagwan, a palavra *amor* tem sido tão mal utilizada que a cada passo do caminho questionamos seu significado, e o que aumenta ou diminui não é o amor, mas, sim, o apego (a paixão, a atração ou o amor associado à expectativa) ou a aversão, manifestados pelo *ser humano* em seu cotidiano pessoal e profissional. O poema "Não te amo mais", de autoria desconhecida, mostra essa manifestação do amor, que pode ser lido de cima para baixo ou de baixo para cima:

---

[8] MORENO, 1983.

[9] CALVENTE, C. **O personagem na psicoterapia**: articulações psicodramáticas. São Paulo: Ágora, 2002.

[10] Encontro ocorrido em 30 de abril de 2022, via Zoom, com a participação de autores de artigos publicados no v. 30 da *Revista Brasileira de Psicodrama*.

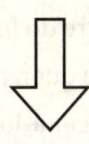

Não te amo mais.
Estarei mentindo dizendo que
Ainda te quero como sempre quis.
Tenho certeza que
Nada foi em vão.
Sinto dentro de mim que
Você não significa nada.
Não poderia dizer mais que
Alimento um grande amor.
Sinto cada vez mais que
Já te esqueci!
E jamais usarei a frase
Eu te amo!
Sinto, mas tenho que dizer a verdade
É tarde demais...

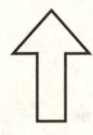

"O amor de mãe é considerado o mais elevado no mundo, mas ele também tem expectativas e decepções [...] nas interações, só o amor pode conquistar as crianças, os trabalhadores e todos os demais."[11]

Você deve conhecer pessoas que esperam uma vida inteira para serem reconhecidas, para se sentirem amadas pelo outro. Elas desconhecem que procuram fora o que na verdade está dentro de si.

O primeiro grande desafio do ser humano é conquistar o seu mundo interno ou intrapsíquico. Todavia, muitas pessoas tornam-se "fazedoras", seguindo rotinas programadas para se tornarem parecidas com seu modelo de identificação externa ou extrapsíquico. Elas cometem esse erro porque pensam que serão mais aceitas ou amadas se realizarem o desejo do outro, e se esquecem de que a

---

[11] DADA BHAGWAN, 2021.

segurança da aceitação de si e do amor do outro decorre do fato de você ser você mesmo. Porque, se você manifesta o que quer, pensa e percebe nas inter-relações, o outro poderá ou não aceitá-lo, e só assim você saberá quem de fato ama ou aceita você.

Em meu trabalho, constato que muitos pais e filhos não enxergam a si mesmos nem enxergam o outro. Vivem o dia a dia como se fossem invisíveis, inexistentes. E muitos levam uma vida inteira para se sentirem "olhados", reconhecidos, aceitos, amados.

Na agitação da vida contemporânea, muitos pais estão desconectados de si mesmos e dos outros. Parece que se "congelaram" em relação ao percurso dos próprios pais e avós. Então, vivem sob a égide de clichês pouco adequados como forma de recriar os valores recebidos nessas interconexões.

> O poder psicológico dos pais estabeleceu-se como autoridade não autoritária, sem eficácia normativa para as suas inter-relações pessoais.

Às vezes, vivemos uma rotina estressante, na qual falta tempo para nós mesmos e espaço para refletirmos e inovar em nossas ações.

Por causa disso, costumamos procurar modelos fora e seguimos pessoas na internet. Mas muitas dessas pessoas que seguimos também estão procurando resolver narcisisticamente o que as atinge dentro de seus próprios limites e sentem-se exauridas, e não percebem para que servem os bens de consumo e a exibição de sua imagem para um número cada vez maior de seguidores. Elas apenas querem ser "olhadas" e reconhecidas pelo outro. Desconhecem que a quantidade não substitui a qualidade e sentem-se insatisfeitas, por mais que façam coisas. São "fazedoras", e sentem dores no corpo físico que refletem dores emocionais. Elas desconhecem a razão pela qual sofrem e por que faltam resultados consistentes em sua vida pessoal e profissional. Elas se escondem em uma armadura exibicionista para mostrar sucesso e despertar inveja. Muitos pacientes nessa condição me procuram porque se sentem falsos, vazios, desconectados de si e do que de fato é o mais importante em suas vidas.

No site **www.familia.com.br**, um autor desconhecido conta que, há muito tempo, uma mulher vivia com seu amado filho em uma casinha próxima de uma floresta cheia de árvores frutíferas. O verão estava chegando, então ela pegou o filho no colo e subiu uma montanha para colher os frutos mais saborosos. Quando voltava para casa com o cesto repleto de frutos, ela ouviu uma voz que vinha de dentro de uma caverna desconhecida: "Entre, mulher, e leve quanto ouro puder pegar de uma só vez, até escutar o barulho de um sino". Admirada com a quantidade de ouro que havia dentro daquela caverna, a mulher segurou o filho com uma das mãos e com a outra pegou um punhado de moedas de ouro. Em seguida, deixou o filho no chão e foi colocando mais moedas no avental. Ao ouvir o sino tocar, ela saiu correndo da caverna e ouviu novamente a voz: "Pobre mulher, perdeu seu filho até o próximo verão!". A porta da caverna se fechou e a criança ficou presa lá dentro. Ela chorou desesperadamente até o anoitecer. Voltou todos os dias àquele lugar, mas não conseguiu mais encontrar a caverna. No primeiro dia do próximo verão, ela chegou bem cedo ao mesmo local e ouviu a voz novamente: "Entre, mulher, e leve quanto ouro puder pegar de uma só vez, até escutar o barulho de um sino". A mulher entrou na caverna e, sem nem olhar para os lados, agarrou o filho e o tomou nos braços. A voz então lhe disse: "Boa mulher, leve seu filho para casa. Ele lhe foi devolvido agora, porque você percebeu que o seu amor é maior do que a sua cobiça".

"Na agitação da vida contemporânea, muitos pais estão desconectados de si mesmos e dos outros."

Lembre-se: Os seres humanos são mais importantes do que as coisas materiais.

Você provavelmente conhece pessoas como essa mulher.

Thereza[12], por exemplo, é como ela. É gestora de uma empresa internacional. Ela passa a maior parte do tempo no trabalho, enquanto sua filha bebê é cuidada por babás e pelo pai. Ela tem excelentes resultados profissionais, mas não tem tempo para si mesma, nem para a família. No entanto, o alto salário tornou-se insignificante quando ela percebeu que tinha uma vida pessoal inexistente: sem tempo para curtir a vida e insatisfeita nos papéis de esposa, amante e mãe. Ela aprendeu a ter produtividade e gestar pessoas, mas não consegue desempenhar ações educativas produtivas no lar. Até que, um dia, quando não conseguiu uma promoção que almejava, ela ouviu do chefe: "As melhores gestoras que conheço são excelentes mães!". Naquele momento, ao sentir a falta de reconhecimento do chefe, ela percebeu que sua ganância era maior do que seu amor-próprio e seu amor pela filha.

Então, ela me procurou para orientá-la e ajudá-la a se comunicar melhor com a filha de 2 anos. Ela descreve a seguinte cena vivida em seu lar:

Thereza enfia comida na boca da filhinha de 2 anos porque "ela derruba tudo no chão e não segura direito os talheres". Enquanto isso, a menina lhe diz: "Deixa, mamãe, eu já sei comer sozinha com o papai, porque eu já sou mocinha!" (cruza as pernas como a mãe e sorri olhando para o pai, que está sentado do outro lado da mesa).

Thereza olha para mim e diz: "Eu gostaria de ser uma boa mãe, mas perco a paciência e grito quando ela só faz o que quer e quando quer".

---

[12] Os nomes de todos os pacientes citados neste livro são fictícios.

Thereza comenta que se sente culpada por "não cuidar bem da filha" e por lhe dar presentes caros todas as vezes que se sente uma "péssima mãe".

Para a psicanalista Caroline Eliacheff e a socióloga Nathalie Heinich, autoras do livro *Mães-filhas: uma relação a três*, "o 'abuso narcisista' da criança pelos pais, e em particular pela mãe, é a projeção do genitor sobre a criança, cujos dons são explorados não para desenvolver seus próprios recursos, mas para satisfazer as necessidades de gratificação de um ou ambos os pais".[13]

Você, às vezes, deve se perguntar: "O que eu fiz de minha vida familiar?". Por trás de tudo o que você faz há uma intenção. Aos poucos, pelo autoconhecimento, você descobre que suas decisões estão em suas mãos e que só você pode fazer escolhas para mudar o roteiro do filme da sua vida.

Eu conheço uma excelente profissional autônoma que decidiu largar a profissão bem-sucedida para cuidar do filho adotado. Suely faz todas as vontades do filho e não entende por que ele vai mal na escola, não larga do celular, dorme na hora que quer e não tem amigos. Outro dia, bateu na cara do pai dizendo: "Você não manda em mim porque é um trouxa... até minha mãe gosta mais de mim do que de você!". Em resposta, o pai bateu no filho raivoso de 10 anos, tirou o celular dele e disse para a esposa que queria se separar, porque as atitudes dela impediam que o filho os respeitasse.

Em uma sessão de psicoterapia, Suely me confessou que sente muita raiva do filho e o culpa internamente por ela ter deixado de trabalhar ao adotá-lo. Ao fazer exercícios de autoconexão em um

[13] ELIACHEFF, C.; HEINICH, N. **Mães-filhas**: uma relação a três. Tradução de Cláudia Berliner. São Paulo: Martins Fontes, 2004.

psicodrama interno[14], essa mãe percebe que superprotege o filho – não o frustra porque se sente culpada por odiá-lo e descobre que a raiva decorrente da frustração é um efeito que machuca ("o fogo que me queima e queima meu filho"). Assim, o ambiente "transpira" a sua própria raiva, que, apesar de não ser expressa, contagia a todos.

Eliacheff e Heinich explicam por que crianças se comportam como o filho de Suely: "essa insegurança afetiva, essa falta de amor engendra, por sua vez, uma fuga para a frente em performances cada vez mais elaboradas, porque a criança nunca cessa de tentar merecer esse amor que jamais chega até ela, já que não lhe está destinado".[15]

Na psicoterapia individual, Suely "apaga com água a sua fogueira". Na medida em que sua raiva é descarregada por meio de exercícios bioenergéticos, ela aprende que pode dizer *não* sem "matar" o filho, como também dizer *sim* para seus próprios desejos.

A aplicação de regras de comunicação assertiva facilita as suas tomadas de decisão na inter-relação familiar na medida em que ela diferencia o próprio desejo do desejo dos demais. O amor se faz presente no lar quando ela descobre as causas inconscientes de sua raiva: não frustra para não se sentir frustrada. Ela só quer obter um pouco de prazer para se sentir reconhecida.

Você deve conhecer alguém como aquele pai que, na pandemia, se fechava no escritório e só saía de lá quando a esposa o chamava para almoçar ou jantar com a família. Ismael é um deles: há tempos mantém esse hábito, com a desculpa de que tem muito trabalho. Até que um dia sua filha Glória, de 16 anos, lhe diz: "Pai,

---

[14] Psicodrama interno: sessão na qual o paciente pensa, visualiza e vivencia a ação mentalmente.

[15] ELIACHEFF e HEINICH, 2004.

você pode ficar um pouquinho mais com a gente ou só mudou de local de trabalho? Nós também estamos trabalhando... você não percebe?". Em seguida, a jovem olha para Dora e diz: "Mãe, acho que seu casamento é abusivo, porque o pai não enxerga você... não reconhece você. Eu não namoro porque não quero ter um casamento assim!".

A mãe se assusta com a fala da filha e ambas percebem que o pai representa a resistência familiar à mudança exigida na pandemia. Isso a leva a abrir os olhos e ela começa a fazer exercícios de respiração para se conectar consigo mesma, em caminhadas cada vez mais longas. Aos poucos, percebe sua própria existência por meio da diferenciação das tarefas que lhe dão prazer daquelas que faz por obrigação ou dever.

Dessa forma, por meio de suas bases fisiológicas, ela começa a decidir sua vida pessoal e profissional. Deixa de ser a "fazedora" da família – aquela que atende aos desejos de todos para se sentir amada – e passa a se reconhecer, cada vez que faz as próprias escolhas e as coloca em ação. Atualmente, ela participa de um grupo de mulheres de meia-idade que estão revendo as próprias metas e reorganizando suas inter-relações na família e no trabalho. Sua filha está cursando a graduação escolhida em uma cidade próxima, e isso está possibilitando que ela perceba e diferencie seus espaços: pessoal, maternal e conjugal. Ela é o elo que permite a mudança transgeracional familiar na luta pela independência afetiva e cultural.

Assuma agora a sua autorresponsabilidade: busque a causa de suas falhas ao invés de olhar os erros dos outros. Você merece amar e ser amado. Eu lhe garanto que dessa forma todos à sua volta se sentirão menos culpados e mais proativos, e os conflitos diminuirão.

EXERCÍCIO

Pare agora o que estiver fazendo. Respire três vezes profundamente, das narinas ao diafragma. Entre em contato com o ar que entra e sai de seus pulmões. Do mesmo modo, observe qual comportamento você vem repetindo em sua inter-relação com seu filho, entra dia e sai dia. Verifique o que você sente, pensa e percebe à medida que repete esse comportamento de forma impulsiva. Levante uma hipótese sobre por que esse comportamento se repete. Ele provoca qual comportamento em seu filho? Respire fundo novamente e foque a atenção em seu coração. Responda agora para si mesmo: "Eu continuo com a mesma opinião sobre o comportamento de meu filho e/ou preciso rever inicialmente meu próprio comportamento?".

No próximo capítulo, você vai entender a causa desse problema e como os pais dão solução para ela. A persistência é a alma do negócio, e eu garanto que, se eu consegui, se muitos conseguiram, você também conseguirá! Vamos em frente com fé e coragem!

Capítulo 2

Da frustração
à realização

A frustração é o sentimento mais antigo que conhecemos. Ela aparece todas as vezes que nossas necessidades deixam de ser atendidas imediatamente. Com essa insatisfação, expressamos raiva (sentimento secundário decorrente da frustração) e agimos impulsivamente (atuamos sem pensar).

Aprendemos a lidar com a frustração a vida toda. A resistência à frustração começa a ser trabalhada nas primeiras relações com a mãe – ou cuidador que ocupe a função da mãe –, pela frequência e manutenção de suas relações amorosas nos cuidados com o bebê. Seu amor provoca segurança em um continente afetivo que permite ao bebê esperar o cuidado necessário. O bebê "sabe" que a mãe virá satisfazer à sua necessidade, como já provou várias vezes. E quanto mais esse *teste de realidade*[16] se realiza, mais o bebê se acalma e espera o próximo alimento. É nesse espaço de espera que surge o primeiro pensamento.

---

[16] Teste de realidade: ação de verificar, nas práticas sociais, se as hipóteses que levantamos frente aos fatos percebidos na realidade externa objetiva são verdadeiras ou falsas. No bebê, o teste de realidade se faz de modo sensorial, pela verificação das sensações de satisfação e insatisfação.

Para o psicanalista Wilfred Bion, a condição para pensar depende de nossa capacidade de tolerância à frustração e ao sentimento de solidão.[17] De fato, é por meio dela que desenvolvemos a autonomia: a condição para pensar, tomar decisões e fazer escolhas.

Bion afirma que a capacidade para pensar depende das primeiras relações estabelecidas entre o bebê e a mãe. Essa experiência emocional do comportamento do bebê em interação com a mãe é condição básica para o desenvolvimento cognitivo pela fertilização da mente, que permite a emergência de produtos mentais que ganham vida e enriquecem o psiquismo.

A mãe suficientemente boa suporta a frustação do bebê e lhe dá limites entre uma mamada e outra pela repetição de uma "comunicação compreensível ao bebê, que é básica para o bom desenvolvimento emocional, para o crescimento de uma mente simbólica e da capacidade de pensar"[18]. À medida que aprende a esperar sozinho a nova mamada, o bebê se torna mais tolerante à frustração, porque "visualiza" o seio ansiado – cria a imagem de algo que está, na verdade, ausente.[19] Segundo a psicanalista Marisa Pelella Mélega, nesse "impacto promovido por impressões sensoriais e experiências emocionais, o bebê se encontra na condição de enfrentá-las ou de evadir-se".[20] Em outras palavras, sua escolha dependerá de sua capacidade de suportar a dor mental/frustração de acordo com sua idade evolutiva, e o montante dessa frustração, e da atenção-presença mental da mãe empática na interação com ele.

---

[17] BION, W. R. Tradução: duas conferências de W. R. Bion. Turbulência emocional. **Revista Brasileira de Psicanálise**, v. 21, n. 121, p. 121-133, 1987.

[18] MÉLEGA, M. P. **Símbolos em Psicanálise**: continentes de experiências emocionais. São Paulo: Blucher, 2022.

[19] Essa imagem seria o protótipo do pensamento simbólico. Todo símbolo é a representação de uma ausência. Quanto mais o símbolo requer abstração, menor é a sua correspondência com a experiência, tal como aprendemos sobre o *Ser divino*, no capítulo 1.

[20] MÉLEGA, 2022.

A psicanalista Melanie Klein demonstrou que o bebê busca símbolos para se aliviar do sofrimento, mas também como uma experiência criativa que favorece a identificação primária precursora da simbolização, pela associação de cada objeto às integrações de suas sensações internas.[21]

Na minha infância, pude desenvolver a experiência criativa por meio de brincadeiras que representavam simbolicamente fantasias e desejos, que se transformaram em sonhos e que puderam ser realizados nos diferentes ciclos da minha vida. Você também pode perceber o quanto as brincadeiras da infância influenciam sua forma de pensar e agir em seu momento atual? Você escolheu uma profissão que simboliza os seus desejos infantis? Você brincou de "casinha" e de "mamãe, papai e filhinho" na infância? Você simplesmente imitava seus pais ou já criava um jeito diferente de lidar com esse triângulo amoroso? Você realiza esse desejo em sua relação atual com seu filho?

Criei a figura a seguir para facilitar a compreensão de quais são as condições básicas que o bebê precisa desenvolver para conseguir vencer a frustração e ser capaz de pensar.

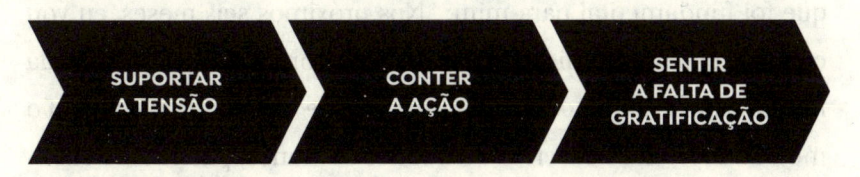

SUPORTAR A TENSÃO

CONTER A AÇÃO

SENTIR A FALTA DE GRATIFICAÇÃO

Figura 1. Condições para vencer a frustração

No entanto, se o bebê é muito guloso/voraz, ele fica com muita raiva quando o tempo de espera para a nova mamada lhe parece interminável. A ausência do peito significa uma mãe má

---

[21] KLEIN, M. Situações de ansiedade infantil refletidas em uma obra de arte e no impulso criativo. In: **Amor, culpa e reparação e outros trabalhos** (1921-1945). Tradução de André Cardoso. Rio de Janeiro: Imago, 1996. p. 240-248.

que lhe nega o leite. Ele se sente frustrado e dá respostas impulsivas imediatas, que não lhe dão tempo para pensar. Então, do mesmo modo que o bebê, quando você se sente frustrado e reage impulsivamente, não consegue dar solução para o que o frustra.

Há dezessete anos, eu recebi o diagnóstico de câncer de mama estágio 3 com prognóstico de prováveis seis meses de vida. Claro que a evolução da doença dependeria de como o meu organismo reagiria aos diversos procedimentos invasivos aos quais eu seria submetida. Essa experiência me permitiu viver a maior frustração da minha vida.

Eu fiquei impactada, pois sempre fora uma pessoa saudável que fazia exames semestrais, praticava ioga, me alimentava com produtos orgânicos e estava treinando para uma competição de natação na USP, onde cursava pós-graduação em Psicologia Clínica. Em quinze dias, fiz todos os exames pré-operatórios requeridos e me submeti a uma cirurgia de dez horas de duração.

No leito cirúrgico, olhei para a trajetória que percorri até então e, desconhecendo o porquê daquela circunstância, tomei uma decisão que foi fundamental para mim: "Nos próximos seis meses, eu vou cumprir os compromissos estabelecidos com todas as pessoas da minha vida". E assim o fiz: defendi a tese de doutorado e apliquei o método inovador nela criado em todos os alunos, pacientes e clientes. Em seis meses, minha missão estava cumprida: concluí a formação das turmas de alunos de minha escola e finalizei os tratamentos dos pacientes e a consultoria dos clientes, por meio de intervenções breves individuais e grupais. Eu estava sem trabalho, mas tinha minha vida em minhas mãos. E assim fui vivendo um dia por vez.

Mais do que apenas ter sido uma sobrevivente do câncer, naqueles seis meses eu produzi mais e melhor do que produzira em toda a minha vida.

Aqui e agora, cada momento passou a ser significativo, como uma nova oportunidade de vida para escrever artigos e livros científicos nacionais e internacionais, dar aulas em cursos de pós-graduação, cursar pós-doutorados no Brasil e em Portugal, fazer palestras para difundir meu método e transformar a vida do maior número possível de pessoas.

> Você pensa que isso é o mais importante?
> Aconteceu algo para mim que foi
> muito mais difícil de enfrentar:
> tomar a decisão de me separar
> do meu único filho, naquela circunstância!

Um mês após a minha cirurgia, ele, eu e o pai dele decidimos cumprir o contrato firmado no fim do ano anterior: nosso filho viajaria para outro país para concluir o ensino médio. Confesso que foi muito frustrante para mim tomar a decisão de ficar longe dele por um ano com a perspectiva da minha morte nos próximos seis meses. Eu sempre coloquei a educação dele acima de todos os meus limites, mas cumprir essa intenção familiar foi terrivelmente desapontante para mim!

Entre nós dois, desde o momento do seu desmame, foi feito um combinado: eu ia trabalhar, mas sempre voltaria para cuidar dele.

Uma vez, quando ele tinha 4 anos, o trânsito estava terrível e eu me atrasei para buscá-lo na escola. Quando cheguei, ele me disse: "Mamãe, fique tranquila, porque eu sei que você sempre volta!".

Quando ele foi fazer o intercâmbio no exterior, eu não pude lhe prometer que estaria ali quando ele voltasse. Era um trato que poderia envolver um distrato.

Três meses após sua ida – quatro meses após minha cirurgia do câncer –, percebemos que ele seria capaz de cuidar de seu orçamento financeiro. E tivemos a prova concreta desse nosso teste de realidade quando, ao voltar, ele nos mostrou que economizara o suficiente para dizer "Esta conta é minha", em nosso almoço no aeroporto. Comprovamos que o nosso filho era digno de nossa confiança porque desenvolvemos respeito, amor e gratidão em nossa família. Éramos os pais mais felizes do mundo!

Meu coração chora quando me sinto identificada com pessoas que precisam fazer um esforço extremo para resistir à frustração, mas eu lhes digo: "Faça o teste de realidade para verificar os resultados". Crescer em nossa humanidade é carreira para quem tem *paciência* – aquele que tem *ciência* da *paz*.

Vencer a frustração é muito difícil porque desde que nascemos buscamos o prazer e queremos ser atendidos em nossas necessidades básicas. O bebê chora, esperneia e grita para que sua necessidade de alimentação seja satisfeita imediatamente, pois é horrível sentir-se frustrado! No entanto, é imperdoável que adultos ajam como bebês quando se sentem frustrados, pois espera-se que os adultos sejam capazes de pensar.

Eu criei o método contra a armadilha **FAST** – **F**rustração, **A**ção impulsiva, **S**em **T**empo para pensar – para ajudar você a lidar melhor com a frustração e conseguir ter uma vida com menos conflitos e mais satisfação. Por meio dele, você suporta a tensão, contém a ação impulsiva e levanta uma hipótese[22] que vai ser testada na realidade, por meio de uma ação planejada, antes de tomar uma decisão. Esse foi o método utilizado por mim e meu filho quando ele foi estudar no exterior.

---

[22] Aqui, a hipótese é uma questão fechada de dupla entrada, que implica duas alternativas de resposta: sim ou não (verdadeiro ou falso).

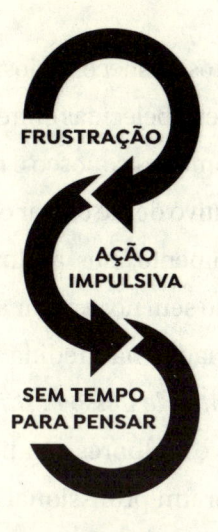

Figura 2. Representação da armadilha FAST

Você sente raiva porque seu esposo ou esposa, pai, mãe, filho ou filha, e até você mesmo, desconhece quais são as suas *necessidades básicas*?

A falta de conexão consigo mesmo e com o outro impede a satisfação de necessidades desconhecidas. Então, você acaba se frustrando cada vez que fica insatisfeito e por isso cria um padrão de respostas rápidas e impulsivas, que não lhe dão tempo para pensar. E, sem pensar, você não encontra solução para os seus problemas.

É desse modo que os padrões repetitivos de respostas inadequadas se perpetuam por gerações, até que alguém resolva inverter os valores, os pesos e as medidas, assim como pudemos observar no processo evolutivo de Dora (p. 24).

Enquanto isso não acontece, pais e mães respondem mais rápido às demandas do trabalho do que às dos filhos e, ao se sentirem culpados, deixam de definir espaço e tempo para prioridades e valores em suas ações educativas no lar. Thereza e Suely puderam reverter essa situação por meio da intervenção terapêutica breve individual, tal como exemplificamos nas páginas 21 e 23.

Para evitar sofrimentos desnecessários, mire-se no exemplo das inter-relações amorosas estabelecidas entre pais e filhos com alta produtividade, tal como aconteceu conosco e nosso filho quando definimos juntos o valor educativo de ele cursar o ensino médio no exterior. Para tanto, naquele momento, nos acalmamos, fomos imparciais, mantivemos nosso desejo sem nos apegar aos resultados do dia a dia.

Nós quebramos camadas na medida em que exercemos o estado de nos tornar *agentes de nosso destino*. E nosso filho, quando retornou do exterior, teve melhores condições de exercer sua autonomia nos estudos e ser um profissional bem-sucedido. Portanto, posso lhes afirmar com segurança: resistir à frustração cria possibilidades de crescimento pessoal, profissional e familiar.

PAIS COM BAIXA RESISTÊNCIA À FRUSTRAÇÃO TÊM DIFICULDADE DE AMAR E DE CUIDAR DOS FILHOS

Grande parte dos seres humanos vive para obter o máximo de prazer durante toda a sua vida, e desconhece como lidar com o fracasso nessa trajetória.

Por esse motivo, muitas pessoas que eu conheço exibem em suas redes sociais suas lindas propriedades, os carros possantes, as viagens paradisíacas e os excelentes resultados em seu trabalho. Parece que, desse modo, elas querem projetar no outro uma imagem de sua capacidade de gerar e gerir o prazer em sua vida pessoal e profissional.

No entanto, muitas vezes essas pessoas me procuram no consultório para entender o porquê do fracasso na educação dos filhos, dizendo: "Eu sempre dei tudo para ele, nunca lhe faltou nada, então não entendo por que ele não corresponde ao meu esforço de ser um bom pai/uma boa mãe". De um modo geral, elas se sentem envergonhadas pelo fato de não poderem exibir os filhos como troféus de sua vitória como pais.

Nessas circunstâncias, percebo que sintomas como baixa produtividade no trabalho ou na escola, problemas orgânicos de ordem fisiológica ou morfológica, comportamentos antissociais ou dificuldade de comunicação no relacionamento afetivo social são apenas um sinal – tal como o termômetro que indica febre – de que algo não vai bem na interconexão entre pais e filhos.

Você possivelmente conhece mães como Suely, que evitam frustrar os filhos como forma de demonstrar amor por eles. Elas desconhecem a necessidade de trabalhar a própria frustração e a dos filhos para garantir a eficácia da relação custo-benefício na educação dos filhos, e por isso fracassam na formação de adultos prósperos na próxima geração familiar.

De fato, resistir à frustração significa diminuir a voracidade – aceitar a renúncia de um prazer imediato com foco em prioridades necessárias e suficientes para formar o filho e torná-lo um cidadão autorresponsável. É necessário compreender a relação diretamente proporcional entre os sentimentos de frustração e onipotência (achar que pode tudo, mas não poder de fato), como condição para se lidar melhor com a adaptação adequada à realidade, no papel de pais suficientemente bons.

Considero que o processo de aprendizagem da resistência à frustração é de "mão dupla" e que ele se estabelece na relação entre mãe e filho antes mesmo do início da gestação.

Para a sua melhor compreensão, no próximo capítulo esse processo de aprendizagem será detalhado e fundamentado em estudos científicos ilustrados por exemplos do cotidiano, bem como pela narrativa de minhas vivências como mãe.

Capítulo 3

Movimentos de transformação nas relações entre pais e filhos – ciclos e fases

A ideia de *entropia*[23] nos permite supor que o princípio da vida que movimentou a formação do universo luta desde o início contra uma força que se opõe aos seus movimentos, em busca de inércia (falta de movimento).

O químico francês Antoine Lavoisier deduziu, baseado em reações químicas, a célebre lei da conservação da matéria: "Na natureza, nada se cria, nada se perde, tudo se transforma".

Ilya Prigogine, vencedor do Prêmio Nobel de Química, afirma que fenômenos irreversíveis não se reduzem a um aumento de "desordem", mas podem produzir certas formas de ordem, tais como as estruturas "auto-organizadas".[24] Para o autor, é pela auto-organização interna que os sistemas vivos criam estruturas dissipativas da entropia. Os seres vivos trocam energia com a vizinhança,

---

[23] Segundo o físico Murray Gell-Mann (1994), a entropia é geralmente descrita como uma medida da ordem e da desordem dentro de um sistema – quanto menor for a entropia, mais ordenado será o sistema; quanto maior for a entropia, mais desordenado ele será. "Na medida em que se deixam as coisas evoluírem ao acaso, pode-se prever que um sistema fechado, caracterizado por alguma ordem inicial, evoluirá para a desordem, que oferece tantas possibilidades a mais" (Gell-Mann, 1994, tradução nossa).

[24] PRIGOGINE, I. **As leis do caos**. São Paulo: Unesp, 2002.

recebem energia, e por essa razão são capazes de aumentar a entropia. Produzem e escapam da entropia simultaneamente. Eles fogem da entropia porque metabolizam a desorganização e o caos do meio ambiente organizado em estruturas complexas que se auto-organizam. Portanto, é por meio da ordem e da desordem que a vida se mantém. A desordem obriga a criar novas formas de ordem. Então, "o crescimento da entropia designa, pois, a direção do futuro"[25], segundo as palavras de Prigogine.

> Para mim, conforme os cenários da ação se modificam, surgem novos desafios nos quais iniciativa, capacidade de decisão e inibição da ação impulsiva possibilitam o pensar estratégico e tácito dos pais na educação dos filhos, de acordo com "as informações que vão chegar no curso da ação e segundo os acasos que vão se suceder e perturbar a ação".[26]

O modelo do *princípio de realidade biológica* nos permite verificar nossos próprios limites físicos em ciclos que se repetem em movimentos de ida e volta espiralados que se interpenetram, sem necessariamente seguir uma ordenação cronológica. Para mim, eles são constituídos por fases que se dispõem em tempos existenciais que obedecem a uma complexificação gradual, de modo que os estados anteriores estão contidos nos posteriores. Essas fases e ciclos são passíveis de serem acionados, tanto no sentido de influir quanto no de ressignificar-se, por meio dos cuidados amorosos recebidos durante toda a vida.

---

[25] PRIGOGINE, I. **O fim das certezas**: tempo, caos e leis da natureza. São Paulo: Unesp, 1996.

[26] MORIN, E. **Introdução ao pensamento complexo**. Tradução de Eliane Lisboa. 5. ed. Porto Alegre: Sulina, 2015.

Pelo princípio de realidade biológica, as relações entre pais e filhos evoluem em três ciclos, que garantem a conservação da espécie e a continuidade da vida por meio da procriação. Ela é recrutada desde a adolescência, quando passamos a reproduzir, até a menopausa/andropausa:

a. Ciclo da infância: da concepção até os 9-11 anos.
b. Ciclo da adolescência: dos 9-11 anos até os 17-33 anos.
c. Ciclo da maturidade: dos 17-33 anos até a morte física.

Por outro lado, a *fantasia do inconsciente humano* é regida pelo *princípio do prazer*, que seduz o Ego pelo centro da onipotência, para que possamos idealizar. Segundo Wilfred Bion, o Ego é retirado da realidade por meio de uma fantasia onipotente que interfere na percepção da realidade, como se a fantasia fosse realmente concreta, conforme podemos desenvolver nas brincadeiras infantis. O movimento desse "motor de arranque" nos impulsiona para evitarmos a inércia.[27]

Desde o nascimento, ocorre uma deflexão entre os impulsos de vida e de morte. Ao sentir o perigo da morte, o bebê grita para descolar os pulmões e respirar. Seu choro deixa os pais aliviados, pois é o sinal concreto de uma nova vida que desponta na família! O vínculo afetivo é a estrutura relacional emocional, que separa e junta, ao mesmo tempo, os pensamentos e as ideias entre pais e filhos e dá sentido a cada experiência vivida.

A cada novo movimento da vida, vivemos afetos inconscientes em nosso mundo interno, como a ideia fantasiosa que se liga

---

[27] BION, W. R. **Os elementos da psicanálise** (inclui o aprender com a experiência). Rio de Janeiro: Zahar, 1966.

ao sentimento de medo de o filho nascer com algum problema. Esses afetos são reprimidos e se opõem à palavra do médico para nos tornar conscientes: "Seu filho nasceu bem e está saudável". Para os psicanalistas Jean Laplanche e Jean-Bertrand Pontalis, *consciência* é a qualidade momentânea que caracteriza as percepções externas e internas no conjunto dos fenômenos psíquicos.[28] Segundo o filósofo Immanuel Kant, a conduta da consciência é tão regular quanto a ordenação das estrelas.[29]

Para melhor entender a inter-relação entre aspectos conscientes e inconscientes, inspirei-me na teoria de Ronald Robbins[30], no estudo do movimento dos corpos no espaço-tempo, bem como em sua impressão neurossensorial (marcas primitivas mnemônicas) que se formam por meio de experiências repetitivas e emoções, em formas singulares, que refletem modos de ser e estar na inter-relação entre pais e filhos. Elas se expressam em seis fases que se desenvolvem de forma ordenada, permitindo a interconexão entre os três ciclos biológicos anteriormente considerados:

a. **Fase do sonho**: O momento inicial de cada novo ciclo. Segundo Robbins, apresenta um "baixo nível de energia durante um período de calma natural", que se intercala com movimentos de excitação energética, "associados com o sono, a meditação ou a pausa", de onde emergem visões, sons e percepções sensoriais.

[28] LAPLANCHE, J.; PONTALIS, J. B. **Vocabulário da Psicanálise**. São Paulo: Martins Fontes, 1998.

[29] KANT, I. **Crítica da razão prática**. Tradução, introdução e notas de Valério Rohden. 2. ed. São Paulo: Martins Fontes, 2015.

[30] ROBBINS, R. **O Tao da transformação**: ritmo e integração. Campinas: Psy, 1996.

b. **Fase da criação**: O sistema nervoso estimula os músculos a se contraírem em breves sacudidelas, que impulsionam o sistema sensório perceptivo, trazendo novas imagens internas.

c. **Fase da comunicação**: A mielinização da célula nervosa ativa o tubo digestivo, que vai da boca ao ânus. Isso estimula o corpo a reivindicar suas necessidades de nutrição alimentar e afetiva do ambiente externo por meio de sons e movimentos, que aumentam o potencial energético do vínculo entre meio interno e externo.

d. **Fase da inspiração**: Representa o quarto nível de energia, em que o potencial energético da fase anterior se incendeia e se potencializa pela entrada e saída do ar nos pulmões, gerando alta excitação energética que funciona como "motor de arranque" contra a inércia.

e. **Fase da solidificação**: Para Robbins, toda a energia da fase anterior é utilizada para contrair, apertar, firmar e construir o músculo, cujas paredes ficam mais grossas, para impedir a descarga impulsiva. Em outras palavras, há um gasto de energia estavelmente dependente das regras sociais para que possamos abstrair, integrar experiências internas e externas e fazer escolhas pela consciência prática.

f. **Fase da realização**: A contração e a extensão muscular se combinam em um jogo expressivo gracioso e fluido, que bombeia todo o organismo até o limite de energia onde ocorre uma descarga reflexa, que enfraquece e decresce. A realização ocorre por meio de ações que refletem nossa espontaneidade e nos permite o sucesso merecido. Em seguida, o corpo retorna ao lugar de tranquilidade do início de um novo ciclo.

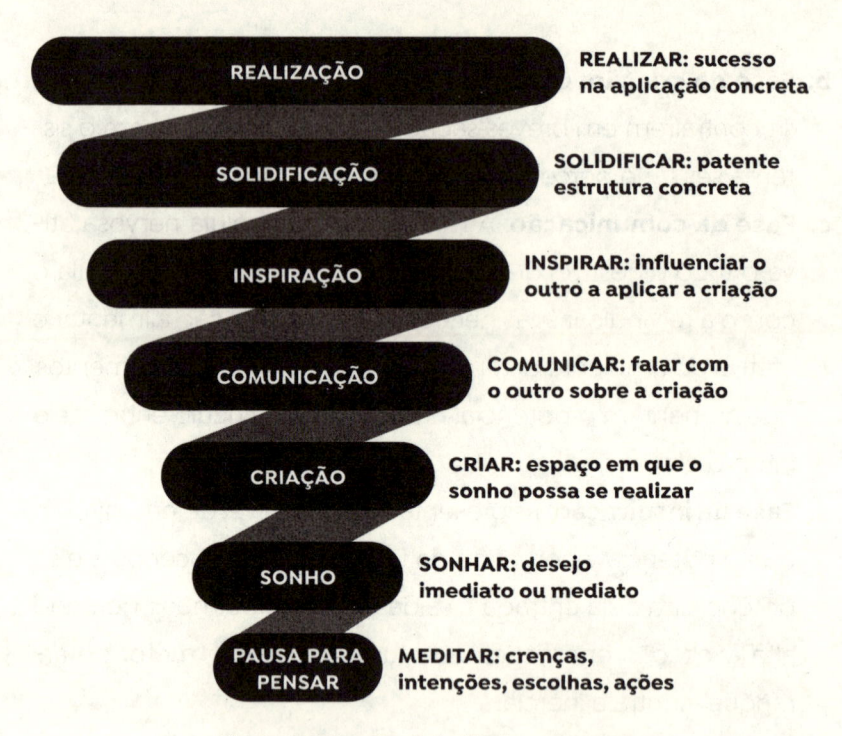

Figura 3. Fases de evolução do ser humano

Na Figura 3, podemos observar as fases de desenvolvimento do ser humano e seus comportamentos correspondentes na criação de um projeto, como o desejo de conceber um filho, no qual os pais vivenciam cada um dos momentos, em fases que evoluem do sonho à realização.

Segundo Moreno, "o 'aqui-agora' é um constructo para o sonhador ético [...], que se elevou acima do sonho e da realidade, do inconsciente e do consciente".[31] Para mim, o momento[32] é o ponto de poder do ser humano que represento pelo símbolo do infinito, conforme Figura 4.

---

[31] MORENO, 1983.

[32] Segundo J. L. Moreno (1983), o momento "não é um pedaço da história, mas a história é um pedaço [...], *sub specie momenti*". Ele só tem significado em um universo aberto, onde existam a mudança e o novo e, em sua ausência não há lugar para crescimento, espontaneidade e criatividade.

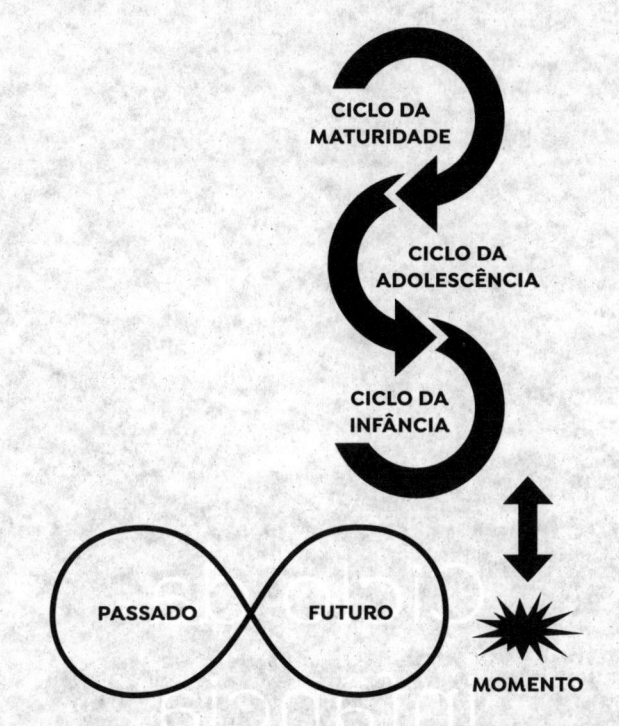

Figura 4. Ciclos de evolução do ser humano a partir do momento

Na Figura 4, os três ciclos com suas fases se desenvolvem à medida que vivenciamos o momento presente: ponto de intersecção entre o passado e o futuro.

Quando concentramos nossa atenção no aqui e agora, abrimos o coração e a mente e deixamos de focar na repetição do passado ou na ansiedade do futuro (fase do sonho). Desse modo, as *centelhas divinas* se manifestam como sabedoria (fase da criação), graças aos movimentos inovadores gerados pela nossa capacidade de pensar por imagens e colocar a criação em ação (fase da comunicação). Buscamos recursos externos e nos inspiramos (fase da inspiração) para conseguir abstrair (fase de solidificação) ou, em outras palavras, sermos capazes de integrar ou fazer analogias por meio de símbolos. Só assim nos realizamos (fase da realização) e nos movimentamos entre os ciclos de desenvolvimento do ser humano.

Capítulo 4

Ciclo da infância

A relação entre pais e filhos começa a se desenvolver antes mesmo do nascimento da criança, por meio de imagens afetivas cheias de valores transmitidas entre diferentes gerações, e a torna um elo de uma longa corrente[33], das quais você vai se apropriar na estruturação de sua psique.

A escolha de ser pai ou mãe implica a contradição entre o ser e o fazer para atender ao próprio desejo diante de demandas e faltas. O estado de submissão relacional com o Tu (suposto desejo do outro) muda quando o casal resiste contra as conservas culturais aprisionadas que são transmitidas entre gerações: processo que se faz interna e externamente pela capacidade de aceitar a falta-pausa-vazio, para se tornar capaz de lidar com a frustração, o medo e a atuação impulsionada pela raiva.

Segundo a psicanalista Tatiana Inglez-Mazzarella, "o bebê é um estrangeiro que precisa ser humanizado, conhecido e reconhecido, assim como integrado à trama familiar"[34]. A família se forma a

---

[33] CRAMER, B. **Profissão bebê**. São Paulo: Martins Fontes, 1993.

[34] INGLEZ-MAZZARELLA, T. **Fazer-se herdeiro**: a transmissão psíquica entre gerações. São Paulo: Escuta, 2006.

partir da chegada de um filho, pois antes os pais se constituíam como um casal. Assim, a mãe que era filha tornou-se mãe, as avós que eram mães tornaram-se avós, e assim por diante. Ninguém escapa dessa herança de filiação. Mas cada bebê, como ser único, poderá ou não confirmar os desejos de seus pais/cuidadores no acontecer do momento presente, o aqui e agora. Porém, dependendo da força cultural, o modelo de escolha dos pais interfere mais ou menos no processo interno de dependência *vs.* independência *vs.* equilíbrio das intenções, crenças, escolhas, tomada de decisões e atitudes do filho.

DO DESEJO DE GERAR, GERIR E EDUCAR FILHOS

O ciclo da infância se inicia quando o sonho/desejo de gerar um filho tem o consenso do casal. Para tanto, eles refletem sobre o sentido mais profundo da vida, que cria motivações para que imaginem e verbalizem desejos, expressos por meio de suas expectativas, em um movimento de indiferenciação entre fantasia e realidade.

A expressão do sentimento de frustração em relação às rejeições vividas interna ou externamente pelos cônjuges em suas relações pregressas com familiares permite que o contato com a dolorosa realidade interna vivida com os próprios pais evite que se perca a oportunidade de gerar e gerir filhos.

Às vezes, o sentimento de confusão emerge quando a fase do sonho dura muito tempo, e é necessário que uma pessoa confirme com seu parceiro seu sentimento de confiança, bem como seu desejo de gerar filhos com ele. Deste modo, eles melhoram a qualidade do sono e começam a sonhar. Seus sonhos permitem a ampliação da percepção da realidade. As atividades de relaxamento e meditação geram uma abertura consciente no mundo interno e estimulam seu poder intuitivo, o que ajuda o casal a se movimentar para a diferenciação e a tomada de decisão, se desejam ou não gerar um filho juntos.

A iniciativa de procurar a ajuda de profissionais competentes nas áreas da saúde e da educação, assim como de familiares e amigos experientes, favorece a criação de um ambiente interno e externo para procriar. O clima característico dessa fase é de inquietação devido a movimentos em várias direções e com diferentes propósitos. Os futuros pais buscam segurança na suposição básica de dependência provocada pelo sentimento de medo de abandono do parceiro, que se interpenetra com a suposição básica de ataque e fuga, que impulsiona conflitos internos e externos.[35]

Para Bion e Robbins[36], esses movimentos sugerem que existência e atividade se complementam pela ação pensada e pausada, em que cada momento serve de impulso para se criar um pouco mais, porém sem direção definida. Por fim, os movimentos podem ser integrados e coordenados (saudáveis) ou divididos/fragmentados (sem saída), devido ao excesso de carga e de opções, o que pode ocasionar separação conjugal.

Fundamentada em Bion e Robbins, suponho que na fase criativa ocorra uma luta na direção da cisão entre o impulso e

---

[35] Segundo Bion (1966; 1969), as suposições básicas de dependência, ataque-fuga e acasalamento dificultam a capacidade de pensar e interferem na resolução em ação. Aqui, foram adaptadas por mim:
- Na **suposição básica de dependência**, os futuros pais abdicam do pensar e esperam que pessoas mais experientes lhes deem soluções.
- Na **suposição básica de ataque e fuga**, instala-se um clima afetivo de "competição" na inter-relação entre os parceiros, por meio da defesa de opiniões diferentes, em que se quer "destruir" o outro diferente, ou então permanecer apático/com medo de se manifestar e ser "destruído" pelo outro.
- No **acasalamento**, a frustração leva um dos parceiros a se "juntar" com sua própria família de origem, para resolver a forma de gerar e gerir filhos, e deixa o cônjuge de escanteio.

[36] ROBBINS, 1996.

a ação pensada. A divisão entre mente e corpo, e a ruptura – de um saem dois – do casal (Eu e Tu) são condições necessárias e suficientes desse movimento.

Os cônjuges precisam trabalhar os sentimentos de frustração e de onipotência. A falta do trabalho profundo desses sentimentos pode levar a dois caminhos diferentes: o retorno do impulso de raiva reativa (atuação = ação sem pensamento) ou ao perfeccionismo (criação de regras e/ou rituais gerados para aliviar o sentimento de incerteza que impede o ato espontâneo pela criação). Em outras palavras, essa fase movimenta a interface entre os conhecimentos intuitivos, pré-verbais e por imagem com o conhecimento racional, verbal e objetivo. Segundo Robbins[37], "contando com nada, o criador traz à tona o original", e, assim, se estabelece a relação entre necessidade e satisfação.

Portanto, o primeiro movimento de inclusão do filho se faz pela aceitação da gravidez. O seu jeito de ser e estar como casal e, principalmente, como futura mãe, interfere diretamente na condição da existência de seu filho, por meio das interconexões estabelecidas durante o processo de gestação. Lembre-se e anote: o primeiro direito do ser humano é o de *existir*, para depois ele ter condições de *mostrar suas necessidades básicas*!

Muitos pais demoram um certo tempo para perceberem que estão grávidos. Geralmente esse fato é definido pela falta das primeiras menstruações após a concepção. Algumas mães reclamam que, mesmo se sabendo grávidas, não conseguem se sentir como tal, pois o feto não lhes dá sinal de existência.

De modo geral, isso acontece porque todos os seres humanos nascem com o sistema nervoso central (SNC) pouco desenvolvido e a velocidade do estímulo nervoso aumenta à medida que suas

[37] ROBBINS, 1996.

fibras nervosas vão se mielinizando. Porém, desde os movimentos mais sutis e imperceptíveis, a motricidade neonatal é muito importante, porque contribui para o desenvolvimento de diferentes formas de atividade mental, fornecendo-lhe expressão, forma e conteúdo. Mas, a partir do momento da concepção (condição inicial de existência), são as intenções e as necessidades do bebê que desencadeiam o movimento motor para se obter um resultado de autoconservação, que difere em cada um dos seres humanos.

Para Freud[38], o aparelho psíquico controla os estímulos internos (sempre ativos) e externos (diferentes modos de satisfação) pela descarga da pulsão (busca de prazer que é inconsciente) por meio do princípio da constância (experiências que se repetem na inter-relação entre a mãe e o bebê). Portanto, em vez do movimento instintivo dos animais, o bebê se movimenta por impulsos/pulsões não predeterminadas no estabelecimento da inter-relação entre o SNC e a estimulação afetiva externa.

Segundo o acadêmico e psicopedagogo Vitor da Fonseca[39], até o segundo mês de gestação o bebê ainda é apenas um candidato à hominização, pois funciona como qualquer outro mamífero vertebrado: seu coração pulsa com maior intensidade na relação com a circulação placentária e seu cérebro já controla os seus movimentos.

Para Freud, o *juízo de atribuição* (sensação de agradável ou desagradável), anterior ao *juízo de existência* (sensação cinestésica de existir como algo que exista separado do ambiente externo), se constitui como base de seu jeito de ser e estar nas relações afetivas familiares e culturais.

---

[38] FREUD, S. Fragmentos da análise de um caso de histeria. In: **Obras completas**. Tradução de Jayme Salomão. Rio de Janeiro: Imago, 1976. v. 7, p. 113.

[39] FONSECA, V. da. **Psicomotricidade**: filogênese, ontogênese e retrogênese. Porto Alegre: Artes Médicas, 1998.

Parafraseando Fonseca[40], a partir do segundo mês de gestação o bebê deixa de ser um mamífero vertebrado superior como os demais para existir como ser humano: aos poucos, desenvolve a atividade funcional neuromotora, intensifica as trocas de oxigênio com a mãe pelo cordão umbilical, o polegar começa a se opor, os olhos movem-se convergentemente e sua expressão facial se manifesta. Seus movimentos já podem ser percebidos por algumas mães mais atentas. No quarto mês, a estrutura da placenta atinge a maturação, assim como os seus órgãos (pulmões, intestinos, rins, fígado e glândulas). A mãe passa nutrientes (sangue) para os capilares do bebê, enquanto seu CO_2 e ureia seguem a direção oposta: o corpo de um afeta o corpo do outro. E mães e pais já conseguem sentir os movimentos dos filhos.

As trocas entre os pais e o filho facilitam o processo de comunicação por meio de *insights* em seu processo de mudança, pela exploração do que lhes é menos conhecido. O simples compartilhar do humor vincula um ao outro em unicidade e o contato caloroso do abraço supera a separação entre os pais e o feto. Ao contrário, a presença da frustração provocada pela falta de satisfação da necessidade enfraquece o organismo. É por meio da comunicação verbal e não verbal que a tríade (pai, mãe e filho) aprende a apelar pelo que os motiva, para desenvolverem a habilidade de dar e receber nos relacionamentos interpessoais.

Até o sexto mês, os olhos do bebê têm mais controle muscular e sua retina é sensível à luz, e ele ouve sons mais diferenciados enquanto chupa o polegar. Seu corpo todo vibra energeticamente na inter-relação com a mãe, e ela pode acalmar a sua agitação por meio de cantigas e de toques em pontos do ventre onde ele se

---

[40] FONSECA, 1998.

movimenta. Ela já lhe mostra de forma sensorial os sinais de alternância entre o dia e a noite. Até o nono mês, há mais sinergia entre a cabeça e os olhos com pálpebras. Seu sistema nervoso começa a ter uma camada de mielina que se prepara para receber informações específicas dos sistemas sensoriais, o que facilitará todo o seu desenvolvimento até adquirir a mielinização completa, geralmente aos 8 anos de idade, de acordo com Fonseca.

De fato, eu e meu esposo cantávamos cantigas para o nosso filho quando ele ficava mais agitado em meu ventre. Nos primeiros dias após o seu nascimento, fazíamos o mesmo quando ele se agitava no berço, e ele se acalmava e dormia tranquilamente. Aos 8 anos, ele se interessou por aprender música, e até hoje toca piano para se acalmar quando está muito estressado. Desse modo, percebemos que a conexão entre pais e filhos durante o período de gestação interferiu em interesses, necessidades e preocupações de nosso filho após o seu nascimento.

A *fase da comunicação* é fundamental durante todo o ciclo da infância para que os filhos possam crescer e aprender pela experiência.

DO NASCIMENTO AOS 3 ANOS

A escrita referente a esse período está um pouco mais alongada, porque ele constitui a base fundamental para todo o desenvolvimento do ser humano nos ciclos posteriores. Nele, os pais colocam o seu sonho em ação e criam um ambiente educativo para o filho por meio da comunicação.

Ao nascer, você buscou o prazer para encontrar algo de si (eu corporal), enquanto o toque afetivo de sua mãe/seu cuidador "acorda" o seu corpo.

Durante os 3 primeiros anos de vida, pela linguagem verbal e não verbal, você se interconectou com a história familiar e social feita de palavras e gestos, que o constituíram como sujeito do roteiro do filme de sua história pessoal.

Por meio da comunicação, você mostrou as suas necessidades e foi conhecido, reconhecido e integrado à trama familiar e, assim, pôde transitar entre a dependência e a independência em relação aos desejos de seus pais e antepassados. Aos poucos, você fez ligações entre o sentido transmitido e as percepções do vivido, para criar o seu jeito próprio de ser e estar em seu mundo interno, *intrapsíquico*. **Lembre-se: você adquire autonomia e independência à medida que tem segurança de suas próprias necessidades e se percebe não subjugado às necessidades dos outros.**

A aprendizagem, entendida como mudança estável e permanente de comportamento adquirido por meio da experiência, se faz pela conexão entre estímulos (situação) e respostas (ação-conduta), da qual resulta a percepção, só possível pela capacidade seletiva de atenção, pela "concentração em estímulos sensoriais relevantes, eliminando ou inibindo os estímulos irrelevantes", segundo Fonseca[41]. Por exemplo, ao nomear novos objetos, você precisa realizar uma associação entre a experiência (visual e cinestésica) e a expressão verbal ligada à recepção auditiva, dando-lhe significados.

Cada nova aquisição influencia as posteriores, nos domínios mental e motor, à medida que você é "olhado" e reconhecido pelos seus pais ou substitutos no mundo externo, *extrapsíquico*. É por meio desse reconhecimento que você dará significados às situações experimentadas antes mesmo de se tornar consciente delas. Aos poucos, você vai se percebendo independente sem dei-

[41] FONSECA, 1998.

xar de ter intimidade com aqueles em quem confia e, ao mesmo tempo, com liberdade de tomar decisões e fazer escolhas.

> Nos primeiros dias de vida, sua atenção se centra no mundo visceral. O bebê e o ambiente são uma só e a mesma coisa – como se fosse um todo indiferenciado, que busca o equilíbrio entre o mundo interno e externo.

O outro (a mãe) só começa a existir pela "falta" (não satisfação imediata de suas necessidades), em outras palavras, pela frustração acompanhada do sentimento de raiva à "mãe má" – objeto parcial que não lhe satisfaz. Anote e grife: o sentimento de frustração decorrente da falta de satisfação de suas necessidades básicas nos primeiros três meses de vida é o que garante a sensação de *existência do outro* em sua vida.

Enquanto isso, a mãe "suficientemente boa" – objeto parcial que lhe satisfaz – acolhe o bebê e começa a decodificar suas necessidades para entender a causa de sua frustração. Portanto, prazer não é só diminuição da excitação, mas também manter a busca do princípio de constância (experiências que se repetem na inter-relação entre a mãe e o bebê, que trazem estabilidade nessa interconexão). O adiamento de uma satisfação permite a aceitação temporária do desprazer e, em paralelo, um maior ou menor período de tempo para a satisfação da necessidade de forma adequada (princípio de realidade).

Para Bion[42] e Freud[43], nesse período você começa a se diferenciar de sua mãe (o prazer externo, que seria uma expansão de seu

---

[42] BION, 1966.

[43] FREUD, S. **Introdução ao narcisismo**: ensaios de metapsicologia e outros textos (1914-1916). Tradução de Paulo César de Souza. São Paulo: Companhia das Letras, 2010a. Obras completas, v. 12, p. 73.

eu corporal), conforme o tempo de espera da mamada se alonga e você pode iniciar o seu teste de realidade sensorial, pela verificação das sensações de satisfação/agradável e insatisfação/desagradável – "juízo de atribuição".

Portanto, é muito importante você experimentar a *frustração* (não satisfação imediata da necessidade) e resistir a ela (criar um espaço de espera para pensar e diferenciar o *manifesto vivido* – a "mãe boa" que realmente volta para satisfazer à sua necessidade – do *manifesto não vivido* – a "mãe má" que não volta para satisfazer à sua necessidade após o tempo de espera). A falta dessa experimentação inibe a capacidade de representação mental e o processo de aprendizagem.

Para o psicanalista René Spitz, a comunicação[44] entre a mãe e o filho nos primeiros meses de vida se faz pela linguagem afetiva de intercâmbio corporal mútuo, "uma espécie de percepção receptiva e de reação correspondente". No entanto, mãe e filho se diferenciam por meio de uma desigualdade em sua comunicação, pois, enquanto o bebê emite signos, ele percebe as comunicações da mãe como sinais. Para o autor, no primeiro ano de vida as ações conscientes do bebê são facilitadas pelas ações inconscientes da mãe, manifestas por seus desejos, suas precauções e sua mediação

---

[44] Para Spitz, os elementos principais na transmissão da *comunicação* (operação dirigida/intencional ou não, que influencia a percepção, sentimentos, emoções, pensamentos ou ações de uma ou mais pessoas) são:

a. *Indicação*: "percepção ligada naturalmente à experiência de um objeto ou de uma situação";

b. *Signo*: idem à indicação, porém é empírica "e susceptível de substituir a dita experiência", por exemplo, fumaça lembra fogo;

c. *Sinal*: "percepção associada artificialmente a um objeto ou a uma situação", por exemplo, toda fumaça significa guerra em um campo de batalha;

d. *Símbolo*: "signo encarregado de representar um objeto, um ato, uma situação, e de substituí-lo em um momento dado [...] operações mentais que fazem uso de funções abstratas", conforme já vimos nos capítulos anteriores. (SPITZ, R. A. **El primer año de vida del niño**: genesis de las primeras relaciones objetales. Madrid: Aguilar, 1973. p. 41.)

afetiva. Assim, a relação afetiva entre a mãe e o filho é fundamental para o bebê se transformar em um ser humano e ser social.

Muitos pacientes que foram adotados e não tiveram a chance de conhecer a mãe biológica mostram dificuldades de aprendizado. Então, durante a psicoterapia, construímos juntos algo que faça sentido em sua história que não pode ser representado pelo paciente. Para entender a causa de sua angústia, o terapeuta "suficientemente bom" acolhe o paciente na transferência psicológica (como se fosse a mãe do bebê interno do paciente) e transforma a inter-relação em um jogo interpessoal, onde o paciente se sente ativo, contrapondo-se à experiência passiva vivida enquanto era bebê. Com isso, esses pacientes começam a sentir prazer em aprender, por meio de uma vida psíquica diferenciada, que passa a existir para eles no tempo-espaço do atendimento psicoterápico. Essa é uma tarefa que exige analistas mais engajados, que pensem até o que não possa ser pensado!

Reginaldo tem 30 anos e sente-se pouco reconhecido pela mãe adotiva, mesmo ela fazendo "tudo por ele". Acha-se incapaz e associa sua incompetência às dificuldades de aprendizagem na escola, quando criança. Ele não resiste a frustrações e tem crises de asma, rinite e eczema com aumento de prurido (coceira) todas as vezes que se frustra. Vivia "de cama" quando iniciou a psicoterapia. Aos poucos, passou a verificar sua responsabilidade pela aceitação de trabalhos de *design* com novos clientes (que avaliam o seu trabalho de forma positiva, embora ele o ache insuficiente). Em geral, ele não dá continuidade ao que começa porque se frustra com imprevistos e rompe com todas as relações pessoais e profissionais. Sempre desiste do outro – deixou de desistir de si e da vida, sem novas tentativas de suicídio, quando assumiu a terapia.

Seu trabalho terapêutico é lento, cheio de idas e vindas. Exige paciência de todos aqueles que o amam, mas, como ele não percebe esse amor, chora por sentir-se abandonado e não reconhecido desde que foi deixado em um orfanato, aos 3 dias de vida. Acha impossível melhorar suas "coisas ruins" porque fantasia que as herdou da mãe de sangue, que desapareceu para sempre de sua vida. Ele se autoerotiza (chupa o dedo ou se masturba) para dormir e, com isso, foi constituindo o sentimento de indiferença como um mecanismo de defesa contra o ódio de não ser capaz de existir como ser humano, tal como todas as outras pessoas que conhece. Verbaliza que se sente um "extraterrestre".

Assim como Reginaldo, às vezes temos dificuldades em nos mostrar passivos face ao mundo externo, enquanto recebemos estímulos dele, e ativos quando reagimos a ele. Como todos os seres humanos, queremos receber *conteúdos* (olhares e reconhecimento afetivo que, para o bebê, significa estar bem alimentado). Mas, como afirmou Freud[45], é preciso que nos lembremos: é o amar e ser amado que possibilita a "conversão da atividade em passividade, e pode ser remetida a uma situação fundamental como a pulsão de olhar".

Quanto mais a mãe dá ao bebê *continente*/suporte pelo olhar e contato afetivo ao amamentá-lo, mais o adulto pode diferenciar a quantidade e a qualidade de olhares das outras pessoas para se sentir reconhecido, incorporar bem os conteúdos escolares recebidos de um bom professor e não compensar a falta de afeto com excesso de comida, por exemplo.

Parafraseando Spitz[46], ao mamar, o rosto da mãe funciona como um *gestalt sinal* (testa, olhos e nariz), que o bebê percebe no formato da letra **T**. Esse é o estímulo visual mais frequente que se mantém diante dele e que lhe provocará a *resposta do sorriso*.

[45] FREUD, 2010a, p. 73.
[46] SPITZ, 1973.

Parafraseando Jaime G. Rojas-Bermúdez[47], o sorriso social do bebê representa um ponto de convergência no desenvolvimento de seu psiquismo, uma primeira diferenciação entre o que é mundo interno (corpo = rudimentos do eu) e mundo externo (ambiente). Ele ocorre por volta dos 3 meses e traz memórias rudimentares das sensações de satisfação (diferenciação de quantidade de conteúdos recebidos) e incorporação (diferenciação de qualidade dos conteúdos).

Lembre-se: nesse período dos 3 primeiros meses de vida, desenvolvemos as bases para sonhar e criar – colocar o sonho em ação. De forma saudável, na indiferenciação entre a fantasia e a realidade, temos um espaço do nosso bebê interior para inovar, construir novas ideias e projetos de ações espontâneas (inovação adequada ao ambiente externo).

Spitz[48] considera o *sorriso* o *primeiro organizador* reativo central. A partir dele, o bebê acompanhará, com o olhar, todas as ações deste *gestalt sinal*. Então, a mãe/o cuidador, enquanto objeto parcial, servirá de "intérprete de toda percepção, de toda ação e de todo conhecimento"[49].

Para Freud[50], os impulsos se traduzem em ações, que são repetidas ao produzirem prazer (satisfação) e abandonadas quando produzem desprazer (insatisfação = fracasso), em uma escala de sensações essencial para a determinação de nossos atos (vontade). Mas qualquer atividade causará prazer ao bebê quando acompanhada pela ternura e o carinho da mãe, o que ampliará

---

[47] ROJAS-BERMÚDEZ, J. G. **Núcleo do Eu**: leitura dos processos evolutivos fisiológicos. São Paulo: Natura, 1978.

[48] SPITZ, 1973.

[49] FREUD, 2010a, p. 17-23.

[50] Ibidem.

sua aprendizagem por "ensaio e erro" em ações diversas. Portanto, o desenvolvimento afetivo é precursor do desenvolvimento perceptivo, porque olhar para o rosto da mãe e sentir prazer enquanto mama influenciará na organização de seu psiquismo.

Rojas-Bermúdez[51] considera que, a partir dos 3 meses de idade, a área ambiente interna separa-se das áreas mente e corpo, que estão fundidas internamente entre si. Desse modo, a atenção do bebê volta-se para perceber cada vez mais o ambiente externo e o diferenciar de seu mundo interno (corpo + mente).

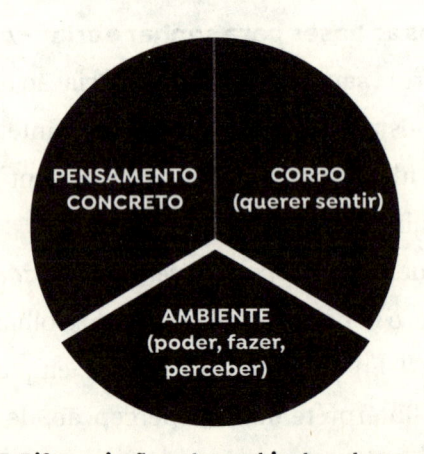

Figura 5. Diferenciação entre ambiente externo e interno

Na Figura 5, a representação do Eu (Ego) se faz pela figura do círculo subdividida em três áreas internas (intrapsíquicas): *corpo, pensamento concreto* e *ambiente*. A diferenciação entre essas áreas garante a formação do *núcleo do eu,* que será representado na vida cotidiana pelos *papéis sociais* (pai, mãe, filho, professor, amigo etc.), que funcionam como prolongamentos do Eu. Então, é a partir do terceiro mês de vida que você começa a diferenciar o que é você (*mente = corpo*) do mundo externo (*ambiente*).

[51] ROJAS-BERMÚDEZ, 1978.

Segundo Moreno, a Matriz de Identidade, nesse momento, rompe a barreira de indiferenciação.

Para Rojas-Bermúdez[52], os novos movimentos dos intestinos – surgimento das fezes pastosas (*vivência cinestésica de surgimento*) pela maior absorção de água pelas alças intestinais (*vivência cinestésica de oposição*) – e o desenvolvimento dos músculos do abdômen e diafragma para expulsá-las (*vivência cinestésica de descarga motora*) resultam na *vivência cinestésica de perda*, por meio de fezes expelidas no ambiente externo.

Nesse momento, entre os 3 e os 6 meses de vida, o bebê sente que deposita algo de si no ambiente; em outras palavras, se estabelece a base dos correspondentes psicológicos de *criação* de conteúdos internos, por meio da fase de *inspiração onipotente de ideias* – o bebê ainda não diferencia o que é dele e o que é do outro. Do sexto mês em diante, o bebê começa a *elaboração* de seus pensamentos concretos e os *expressa* pelo comportamento não verbal para, em seguida, *comunicá-los* pela linguagem verbal.

De acordo com Spitz[53], "até o sexto mês de vida, a causa específica de prazer e desprazer é mais assinalada e se estende a um maior número de estímulos [...] e estabelece-se no psiquismo do bebê um código de sinais dirigidos". O bebê é capaz de sustentar a cabeça pela musculatura do pescoço e se orienta visualmente. É capaz de escolher objetos que lhe agradam e permanecer com eles à boca. Ainda segundo Spitz[54], "em seus começos, toda conduta tem um caráter afirmativo, dirigido para a satisfação da necessidade" e se desenvolve mais fortemente a partir do terceiro mês de vida.

---

[52] MORENO, 1983.

[53] SPITZ, 1973, p. 46.

[54] Ibidem, p. 49.

Porém, no sexto mês, "o bebê recusa o alimento com movimentos rotatórios da cabeça [...], primeiros rudimentos de um Eu consciente". Spitz considera que "estas descargas dirigidas reduzem o nível de tensão no psiquismo, o que permite organizar melhor a satisfação de suas necessidades".[55]

A suspensão da satisfação imediata do impulso possibilita, pela resistência ao sentimento de frustração, o exercício do pensamento que facilita a descarga do impulso agressivo de uma maneira dirigida para o que lhe desagrada. Então, quando a mãe está ausente, o bebê abaixa o olhar, chora e se afasta de estranhos que se aproximam dele. Supomos que essa conduta se trata de uma reação de medo e fuga de um objeto desconhecido/diferente da mãe, que provocará experiências desagradáveis.

Esse fato só é possível porque, a partir do sexto mês, o bebê percebe que os danos causados pelo objeto mau (parte má da mãe) são compensados pelos cuidados do objeto bom (parte boa da mãe), que se fundem em um único *objeto inteiro*: *sua mãe humana* (com qualidades positivas e negativas). Ele sente que, se "deletar" o objeto mau dentro de si, ele estará deletando também o objeto bom que o ama. E é assim que começamos a sentir culpa de nossos ataques ao primeiro *objeto total* amado – nossa mãe ou cuidador.

Tudo isso ocorre graças ao rápido desenvolvimento perceptivo e motor a serviço das ações dirigidas e recompensadas por experiências discretas de prazer e desprazer com a mãe. A interação de todas essas correntes produzirá a fusão dos impulsos libidinais e agressivos na forma de relações objetais com a mãe, cujo sintoma aparente será a *angústia do oitavo mês* – choro e afastamento em relação a pessoas estranhas que se aproximam.

---

[55] Ibidem, p. 75 e 53.

Aos poucos, as manifestações expressivas de desprazer se transformam em uma espécie de código de comunicação de *requerimento*, primeiro passo para a constituição dos *sinais semânticos*. Ao mesmo tempo, o bebê adquire a função de *ajuizamento*. De acordo com Spitz, ele "substituirá as formas mais primitivas de mecanismo de defesa por uma função intelectual."[56]

Segundo Freud, os movimentos das relações afetivas entre o bebê e seus pais podem ser analisados por meio da relação entre o sujeito (Eu) e o outro (não Eu), e ele afirma que o ser humano pode "silenciar estímulos externos pela ação muscular, mas é indefeso contra estímulos pulsionais", que agem mais fortemente quanto maior é a atividade intelectual.[57]

Portanto, as vias motoras são precárias para estimularem a ação específica necessária para a descarga e, com isso, provocam o sentimento de impotência no bebê – ponto de transição entre o princípio do prazer (inconsciente) e o da realidade (consciente). Nesse processo de amadurecimento emocional, a conduta da mãe comunica ao bebê o que ele pode ou não fazer, modulando a plasticidade de seu psiquismo, base primária dos princípios da *moral*, das regras de conduta social.

> Consideramos que este é o momento da solidificação, mais conhecido como fase depressiva, onde os sentimentos de raiva, culpa, tristeza e amor se interpenetram e o bebê passa a diferenciar quem é ele e quem é a mãe/o cuidador e a desenvolver a capacidade de simbolizar - estabelecer analogias e integração entre diferentes palavras, imagens e emoções.

---

[56] SPITZ, 1973, p. 51.

[57] FREUD, 2010a, p. 71.

Com o desenvolvimento físico, o bebê se senta no berço e começa a ver o seu ambiente em perspectiva tridimensional (antes, quando deitado, ele olhava para o teto ou para os lados). Ele amplia a percepção do ambiente ao se arrastar e rolar pelo chão para pegar objetos, ficar de pé e andar por outros cômodos da casa. Cada vez mais, ele percebe sua dependência em relação à mãe (aquela que cuida dele), para realizar todas as suas necessidades básicas: comer, dormir, trocar fraldas, tomar banho e passear, e passa a reconhecê-la como um ser único que lhe permite existir. Ficar longe dela significa que ela desapareceu (morreu) e ele ficará sem cuidados (morrerá).

Em outras palavras, a angústia do oitavo mês é denominada por Spitz como o *segundo organizador*, porque representa um ponto de convergência no desenvolvimento de seu psiquismo: a capacidade de tolerar a frustração de não ter a mãe concretamente presente, mas saber que ela voltará, reforça o funcionamento do princípio de realidade (o eu rudimentar organiza-se pela interconexão entre o corpo-bebê e o ambiente externo-mãe e pela organização do pensamento concreto – mãe ausente é diferente de mãe morta).

Na sabedoria popular, há uma brincadeira que fazemos com os bebês cobrindo o próprio rosto e dizendo *"cadê a mamãe?"*; em seguida, mostramos o rosto dizendo *"achou!"*. Os bebês amam essa brincadeira porque percebem que o objeto concreto escondido que desapareceu/morreu depois reaparece/revive. Mãe ausente é diferente de mãe morta, e a presença da mãe concreta comprova que ela está viva.

De acordo com Spitz[58], "a compreensão social recém-adquirida se demonstra na aptidão para participar em jogos sociais", tal como imitar o outro a bater palmas. O bebê atua como a mãe e ao mesmo

[58] SPITZ, 1973, p. 60.

tempo começa a perceber-se independente dela. O bebê começa a diferenciar *perda* e *morte*, e deixa de "estranhar" as outras pessoas de seu meio social.

A intervenção terapêutica breve, realizada nas quatro sessões descritas a seguir, desvela a *sensação de perda* de Maria aos 2 anos e meio de idade, sofrida após o nascimento do irmãozinho. Ela foi encaminhada por um cirurgião pediatra com diagnóstico de encoprese retentiva de origem não orgânica (retenção fecal).

Maria tem um bom contato lúdico comigo na brincadeira de "pega-pega" proposta por ela, em que as borboletas (representadas por ela e por mim) voam juntas e separadas, e se "pegam" em fortes abraços.

Proponho uma próxima sessão com toda a família no dia seguinte. Maria pega na mão da mãe e a conduz para a sala, e chama o pai, que segura seu irmão de 2 meses no colo. Ela propõe que o pai (leão) fique dentro de uma cabaninha com o bebê (filhotinho), enquanto a mãe (leoa) sai para caçar alimentos para a família acompanhada por ela (borboleta), que voa ao seu redor. Observo a repetição desse comportamento, enquanto o pai, com ar inquiridor, olha para mim dizendo *não* com um gesto da cabeça. Solicito que Maria seja a leoa e que sua mãe seja a borboleta (técnica psicodramática de inversão de papéis). Imediatamente, a leoa (Maria) começa a empurrar a borboleta (mãe) dizendo *não* acompanhado do gesto da cabeça e repetindo "borboleta, saia de perto de mim... você só me atrapalha". Em prantos, a mãe pega Maria no colo e diz "minha borboletinha querida... eu te amo, você sempre vai ser minha filhinha amada", enquanto a abraça e beija. Ao saírem, a mãe me pede: "Você poderia me ensinar a ser uma mãe melhor para os meus filhos?".

Na sessão seguinte, os pais entendem a diferença entre serem excelentes profissionais (ele é pediatra e ela, pedagoga) e a necessidade de trabalhar o papel de pai e mãe em uma intervenção terapêutica breve. O pai me pediu a indicação do livro *Núcleo do eu*, de Jaime G. Rojas-Bermúdez, para compreender os aspectos neurofisiológicos e emocionais da filha, presentes no processo de substituição do afeto perdido com o nascimento do irmão pelas fezes retidas: Ela sente as fezes como uma parte dela que não pode ser depositada no ambiente porque não suporta a frustração de perder mais alguma coisa? Ela regrediu tanto assim pela fantasia de que a mãe deslocou todo o afeto dela para o irmãozinho que nasceu? E parece magia ela já ter dado sinais de fezes na calcinha logo depois que saímos da sessão familiar. Nós usamos a medicação tantas vezes, mas só agora ela pode evacuar sem necessidade de cirurgia... então isso só foi possível porque ela recuperou concretamente o afeto da mãe na sessão familiar? É incrível!.

Na quarta e última sessão, Maria estava feliz e saltitante e me disse que estava brincando de faz de conta em casa e na escolinha, que voltou a frequentar, e que nossas brincadeiras seriam inesquecíveis para ela. Nós nos despedimos com um forte e caloroso abraço, cujo calor eu ainda sinto 33 anos depois dessa intervenção que me estimulou a realizar minha pesquisa de mestrado com o grupo de mães.

Para Spitz, as intervenções maternas por gestos e palavras se ampliam à medida que o filho se locomove para se afastar ou se aproximar dela. A mãe passa a dizer a palavra *não* acompanhada do gesto da cabeça até que seu filho comece a compreender as ordens e proibições verbais. Desse modo, o movimento do *não* com a cabeça se converterá em símbolo – último vestígio da ação da mãe de o frustrar. Ele imita o gesto e depois imita o som da palavra *não*, e os memoriza como uma representação da frustração afetiva de desagrado, que lhe provoca um impulso agressivo. Portanto, o vestígio de memória da proibição no Eu está rodeado por essa carga agressiva, que pode ser representada pela expulsão ou retenção das fezes.

Os sentimentos de raiva em relação a elementos como frustração, inveja, ciúmes, manipulação, ganância e orgulho se opõem ao desenvolvimento do objeto total. Conforme se aprende a lidar com eles, o ser humano começa a desenvolver a verdadeira imitação que se faz pela identificação com o gesto e com a linguagem verbal do frustrador. Ele se identifica aos poucos com o frustrador, e não com o agressor, e diferencia o afeto *para mim* e *contra mim* ou, em outras palavras, "*não está comigo, pois está contra mim*". E então diz a palavra *não*, que expressa uma atividade sintética do Eu, que se manifesta frente ao espelho e para o mundo. E assim, entre 1 ano e meio e 2 anos de idade, podendo se alongar até 3 anos e meio, forma-se o *terceiro organizador*: estrutura básica do Ego/singularidade do Eu humano.

Segundo Rojas-Bermúdez[59], a partir do oitavo mês até os 2 anos de idade, a área "mente interna" se diferencia da área "corpo interno". Desse modo, a atenção do bebê volta-se para dentro de si, para que ele possa separar o mundo interno (mente + corpo) de seu mundo externo (ambiente). Para o autor, esse processo ocorre devido ao desenvolvimento dos músculos estriados localizados no aparelho urinário, que compreendem o controle de bexiga cheia e vazia, bem como o controle dos esfíncteres anal e uretral. Então, o bebê "segura" a bexiga cheia (corpo) para brincar mais um pouco (estímulos do ambiente) e tem a *vivência cinestésica de tensão lenta e progressiva* (associada ao pensar) diferenciada da *descarga rápida e prazerosa* (área corpo associada à descarga da bexiga).

---

[59] ROJAS-BERMÚDEZ, 1978.

Você pode entender esse fato se imaginar seu filho brincando na areia por onde desloca seu caminhãozinho: ele enche a carroceria do caminhão de areia, sobe um morro de areia construído por ele e a descarrega do outro lado do monte. Ao observar essa brincadeira repetitiva, você pode supor o que seu filho está elaborando no ato de brincar. Ele dá sinais de que está com vontade de urinar, mas segura o xixi na bexiga para continuar a brincadeira prazerosa. Naquele momento, a atenção dele se movimenta entre o mundo externo/ambiente e o corpo (bexiga urinária que se enche até o ponto de ele "não aguentar mais segurar o xixi" pela tonicidade do esfíncter uretral). E aí acontecem três sensações: aumenta a *tensão* interna localizada na bexiga; esse foco cinestésico interno começa a causar confusão entre o que o *corpo quer* (fazer xixi) e o que a *mente quer* (brincar só mais um pouquinho). Sua *concentração* diminui enquanto sua *agitação* motora para urinar aumenta, e ele *controla* o esfíncter uretral (tensão lenta e progressiva) até *tomar a decisão* de urinar (descarga rápida e prazerosa). Após urinar, ele tem a sensação de que falta algo (área mental: organização e planejamento), que se resolve quando ele volta à ação: descarregar a areia do caminhãozinho na brincadeira prazerosa interrompida.

Conforme Rojas-Bermúdez[60], é assim que se estabelecem os correspondentes psicológicos de *ativação mental* (ligada aos processos de imaginação e planejamento), *controle da vontade, decisão de realizar a ação planejada e a escolha de executar a ação.* Um ato integrado entre as áreas mente, corpo e ambiente, que se faz por meio da execução de algo criado por nós, que nos dá prazer em produzir.

---

[60] Ibidem.

Portanto, ao completar o desenvolvimento do *terceiro organizador*, você pode se olhar no espelho e dizer *eu* sem olhar atrás do espelho para verificar quem é aquele que está à sua frente. E, a partir desse momento, o seu *não* é autêntico, pois você realmente percebe o que estão lhe oferecendo e escolhe se quer ou não receber o que lhe oferecem. Lembre-se disso todas as vezes que você tiver de tomar uma decisão e fazer uma escolha nova em sua vida atual. *Qualquer escolha é um ato único, que reflete todo o seu ser e estar no mundo.*

Desde quando você tomou a decisão de ser pai ou mãe? Você escolheu ter o seu filho? Desde quando você imaginou como ele seria? Você planejou o nascimento dele? Como foi o ato de concepção dele? Você o assumiu como filho? O que está faltando para você ser um pai bom ou uma mãe boa o suficiente?

EXERCÍCIO

a. Qual é a sua meta?

b. Você tem clareza de aonde quer chegar?

c. Você já tomou a decisão e escolheu ser um pai bom ou uma mãe boa o suficiente?

d. Qual é sua competência que transformará a sua vida como companheiro de jornada de seu filho, a partir do contato profundo consigo mesmo?

e. Você realmente quer sair de seu ponto de instabilidade?

Se você conseguiu responder pelo menos três das cinco questões anteriores, continue lendo este livro e aprenda o **método contra a armadilha FAST** no capítulo 8.

Capítulo 5

O fim do ciclo da infância

Vamos agora falar do período dos 3 aos 11 anos de idade, o fim do ciclo da infância. De acordo com Fonseca[61], a partir dos 3 anos a criança cresce e emagrece rapidamente, seu corpo vai adquirindo mais forma pelo alongamento do tronco e dos membros superiores e inferiores, enquanto o tamanho de sua cabeça diminui. As articulações permitem maior flexibilidade no movimento global, ocular e manual, o que facilita a ampliação da capacidade de perceber o mundo externo.

O período dos 3 aos 11 anos é marcado pela fase de *solidificação*, porque ossos e músculos se tornam mais rígidos, o que permite à criança participar de brincadeiras livres e desestruturadas que facilitam o desenvolvimento de sua coordenação motora geral, tais como correr, saltar, pular, arremessar objetos e fazer pontaria. Aos poucos, a criança se envolve com diferentes tipos de brincadeiras e jogos com regras, que possibilitam a aquisição de diferentes habilidades de acordo com suas preferências e estilo de brincar.

---

[61] FONSECA, 1998.

Para tanto, conforme afirma o psicólogo Jean Piaget[62], há uma progressiva evolução de sua capacidade de simbolizar pela capacidade de adaptação adequada ao meio ambiente integrada ao desenvolvimento de seu pensamento abstrato.

> É importante lembrar que, à medida que seu filho cresce e se assume como um Eu com vontade própria, ainda tem muito a aprender sobre as regras de convivência social. Sua educação passa a ser um desafio para os pais e cuidadores conforme ele se afasta da influência parental e passa a ser influenciado pelo grupo de amigos que lhe oferece segurança emocional.

Porém, cada filho tem características pessoais que necessitam de um cuidado específico dos pais/cuidadores. O relacionamento dos pais e sua capacidade de gerar uma atmosfera afetiva favorável poderá afetar a adaptação adequada do filho, mais do que o seu status conjugal.

A princípio, as crianças brincam sozinhas, depois ao lado de outras crianças e finalmente juntas, à medida que se sentem aceitas. Suas brincadeiras são categorizadas por *conteúdo* (o que a criança faz enquanto brinca) e por *dimensão social* (se ela brinca sozinha ou com os pais, professores, irmãos e outras crianças).

A forma mais simples de brincar é o *jogo funcional* – que envolve movimentos repetitivos como rolar pelo chão ou fazer quicar uma bola –, para em seguida envolver-se na maior parte de seu tempo em *jogos construtivos* – utilizar objetos e materiais para

[62] PIAGET, J. **La formation du symbole chez l'enfant**. Paris: Delachaux et Niestlé, 1964.

fazer coisas, tais como montar blocos ou desenhar. Os blocos lógicos são excelentes para crianças de todas as idades, porque nele trabalhamos com as categorias tamanho, cor e espessura, que podem ser combinadas em sequências que possibilitam a organização e estruturação espaço-temporal. Beatriz, de 9 anos, tinha dificuldades de leitura e comentou comigo em uma sessão de psicoterapia individual: "Quando eu crescer, quero ser psicóloga, porque é uma profissão que ensina e aprende brincando... assim é gostoso demais!".

O *jogo do faz de conta* ou *jogo dramático* baseia-se na aquisição da função simbólica, ao lado do desenvolvimento da linguagem e da capacidade representacional, em que a criança incorpora os papéis sociais dos adultos com os quais convive – brincar de casinha, de escolinha, de médico etc. Esse jogo envolve a combinação de cognição, emoção, linguagem e comportamento sensório motor, que favorece o desenvolvimento do pensamento abstrato.

Um grupo de meninos de 11 anos que questionavam os pais foi desafiado por mim a montar um mundo de acordo com o que acreditavam que seria favorável para eles. Com esse jogo, eles puderam perceber quanto do seu mundo ideal caberia ou não na realidade. Na técnica de inversão de papéis com os pais, no contexto dramático, conseguiram negociar um mundo melhor para todos os presentes. Após essa sessão, eles perceberam a possibilidade de tomar decisões e fazer escolhas, o que os ajudou a tornar o ambiente escolar e familiar mais favorável para os envolvidos.

A partir dos 6 anos, a criança envolve-se cada vez mais em *jogos formais com regras* – brincadeiras organizadas com procedimentos conhecidos e penalidades, como amarelinha e bola de gude.

A segregação sexual é comum em crianças na fase escolar, porque geralmente elas gostam de brincar em grupos com brincadeiras que costumam ser socialmente consideradas de meninos ou de meninas. As formas específicas de brincadeiras são influenciadas pelo ambiente lúdico oferecidos pelos pais e professores.

Os *estereótipos de gênero*[63] começam por volta dos 2 ou 3 anos e atingem um máximo aos 5 anos. Tanto os meninos quanto as meninas em idade pré-escolar atribuem qualidades positivas ao próprio gênero e negativas ao outro – os meninos, por exemplo, afirmam que eles são fortes e rápidos e que as meninas são medrosas e indefesas.

O seu desenvolvimento emocional e o senso de responsabilidade estão enraizados nessas experiências vivenciadas no contexto social. Portanto, o período dos 3 aos 11 anos é decisivo para o seu desenvolvimento psicossocial e o processo de autoconhecimento que dura a vida inteira. A influência positiva ou negativa dos pais/cuidadores, assim como da cultura, afeta o seu desenvolvimento cognitivo, o autoconceito[64], a autodefinição e a autoestima[65].

O autoconceito reflete suas mudanças na autodefinição – modo como você se descreve – influenciado pelas conversas, ideias culturais e crenças dos pais/cuidadores. De acordo com Piaget[66] e

---

[63] Estereótipos de gênero são generalizações preconcebidas sobre os comportamentos masculino e feminino. Aqui, tomo por base os estudos de Anne Campbell, Louisa Shirley e Julia Candy (2004) e de Diane N. Ruble e Carol Lynn Martin (1988).

[64] O *autoconceito* é definido por Susan Harter como "a construção cognitiva de um sistema de representações descritivas e avaliativas sobre a própria pessoa", que determina como você se sente sobre si mesmo e orienta suas ações durante toda a sua vida. (HARTER, S. Developmental changes in self-understanding across the 5 to 7 shift. In: SAMEROFF, A. J.; HAITH, M. M. (org.). **The five-to-seven-year shift: the age of reason and responsibility.** Chicago: University of Chicago Press, 1966. p. 207-235.)

[65] A *autoestima* é a parte avaliativa do autoconceito, por meio da qual você julga seu valor pessoal, o que influencia em sua autopercepção e comportamento socioemocional aos 8 anos de idade, conforme relato de professores. KIM, 2018.

[66] PIAGET, 1964.

Fonseca[67], aos 4 anos seu jeito de pensar sobre si mesmo é quase inseparável daquilo que você faz, com autodescrições positivas e irreais, que excedem ao que você demonstra em suas ações concretas. Você não diferencia sua identidade real (aquilo que você é) de sua identidade ideal (aquilo que você gostaria de ser). Seu pensamento funciona por meio de *representações únicas* de tudo ou nada, sem conexões lógicas. Entre os 5 e 6 anos, você ainda vê suas características pessoais em termos de tudo ou nada, mas já é capaz de realizar *associações representativas* de forma lógica, entre aspectos de si mesmo que não se oponham entre eles, por exemplo, ser bom em algumas coisas e não em outras. Somente a partir dos 7 ou 8 anos você desenvolve mais a autocrítica, reconhece seus conflitos e se descreve em termos mais gerais, por exemplo, "Sou popular, porém menos inteligente do que meu coleguinha". Nesse momento, você é capaz de falar sobre os próprios sentimentos e os do coleguinha e de perceber que suas emoções estão ligadas às experiências vividas e aos desejos. Mas somente a partir dos 8 anos você é capaz de lidar com emoções autodirigidas, tais como os sentimentos de vergonha e o orgulho de si mesmo, ainda que ninguém o esteja olhando, e de conciliar emoções conflitantes como "Gostei do presente recebido, mas queria que fosse de outra cor". Além disso, paulatinamente, você começa a ter conflitos de iniciativa *versus* culpa, quando compreende e diferencia a aprovação social de suas ações planejadas. Segundo Erik H. Erikson[68], suas reservas morais ou o medo da punição podem impedi-lo de atingir algumas metas. Em outras palavras, aos poucos você deixa de fazer tudo o que quer, porque examina as propriedades dos motivos e das ações.

---

[67] FONSECA, 1998.

[68] ERIKSON, E. H. **Infância e sociedade**. Rio de Janeiro: Zahar, 1976.

Aos 11 anos, as crianças que tiveram bom relacionamento com os pais/cuidadores durante a infância têm mais habilidade em processar informações e em lidar melhor com adversidades, porque aprendem com a experiência, principalmente no grupo de amigos. Costumam atrair o interesse de bons professores, que funcionam como confidentes e mentores em momentos de estresse emocional. Segundo Weber *et al.*,

> *diversas pesquisas desenvolvidas nesta área demonstram que o estilo autoritativo sempre se mostrou como aquele que produz melhores efeitos na formação dos filhos, como melhor desempenho escolar (Cohen & Rice, 1997; Dornbusch & cols., 1987; Steinberg & cols., 1995), alto índice de competência psicológica e baixo índice de disfunção comportamental e psicológica (Lamborn & cols., 1991).* [69]

Compreender e equilibrar as próprias emoções contribui para se dar bem com outras pessoas – *é a competência social*. É desse forma que você se torna capaz de controlar como demonstra sentimentos de raiva, vingança, tristeza, medo, culpa, orgulho e manipulação e, ao mesmo tempo, tem competência para ouvir o outro e ser sensível ao que ele sente, conforme percebo nas intervenções terapêuticas breves com pais, professores e líderes. Para Weber *et al.*:

> *Um aspecto de grande importância está no fato de não só saber o que fazer para educar bem, como também saber se o que está sendo feito é interpretado pela crian-*

[69] WEBER, L. N. D. et al. Identificação de estilos parentais: o ponto de vista dos pais e dos filhos. **Psicologia: Reflexão e Crítica**, v. 17, n. 3, p. 323-331, 2004.

ça como se espera. Pode ocorrer no relacionamento pais-filhos uma certa incompatibilidade de percepções e pensamentos, ou seja, a visão que o filho tem sobre os comportamentos dos pais é diferente da visão que os pais têm deles próprios [...]. Esta possível incompatibilidade pode ser decorrente de um problema de comunicação, o qual pode consistir no fato de os pais não conseguirem falar a mesma língua que a criança e acreditarem que esta é capaz de compreender as atitudes tomadas pelos pais como se fosse um adulto.[70]

E, mesmo que você não acredite, essa comunicação assertiva e a capacidade de negociação são passíveis de serem treinadas e desenvolvidas nessas intervenções com pais, com resultados incomensuráveis. Por meio delas, pais/cuidadores e filhos estabelecem um clima afetivo de melhor qualidade no ambiente e se sentem mais satisfeitos e com menos conflitos internos e externos. Segundo Weber *et al.*, a "orientação para pais é de extrema importância, pois implica o melhor desenvolvimento de crianças, que por sua vez serão os pais de amanhã, atingindo inclusive outras gerações".

Em minha pesquisa de mestrado com um grupo psicodramático de mães de uma escola pública da periferia de São Paulo, pude perceber que as mães tendem a repetir o estilo de disciplina[71] utilizado pelos pais delas em sua educação. Percebemos que casais com altos níveis de conflito conjugal tendiam a utilizar com mais frequência punições físicas severas quando os filhos tinham entre 2 e 5 anos, por mais que possam causar sérias consequências negativas e não

---

[70] Ibidem.

[71] Disciplina: método para moldar o caráter da criança e para ensiná-la a exercitar o autocontrole e ter um comportamento adequado, por meio da autodisciplina.

devessem ser usadas. Além disso, a agressão psicológica – ataques verbais feitos contra a criança pelos pais/cuidadores e que podem resultar em danos psicológicos – muitas vezes equivale a abuso emocional, segundo Murray A. Straus e C. J. Field[72]. Verificamos que, por meio de ações educativas, pais/cuidadores mais carinhosos despertam a empatia do filho pela pessoa a quem ele fez algum mal, e conseguem obter melhores resultados na educação dos filhos.

De modo geral, crianças com antecedentes desfavoráveis têm mais problemas de adaptação adequada do que aquelas com antecedentes favoráveis. No entanto, pude verificar em meu trabalho como psicóloga durante doze anos no Serviço de Saúde Escolar da Prefeitura de São Paulo que muitas crianças têm força emocional suficiente para lidar com experiências negativas e que esses eventos não determinam a vida delas, mesmo que sofram angústias internas com consequências a longo prazo, o que é confirmado na pesquisa de Masten e Coatsworth[73].

Em minhas pesquisas com professores de escolas públicas e privadas, durante o doutorado e os pós-doutorados no Brasil e em Portugal, muitos professores inadvertidamente reforçam maus comportamentos, dando atenção quando o aluno faz algo que não querem que ele faça.

Segundo Susan Harter[74], as avaliações pessoais de competência e adequação, baseadas na internalização de padrões parentais e so-

---

72 STRAUS, M. A.; FIELD, C. J. Psychological aggression by American parents: national data on prevalence, chronicity, and severity. **Journal of Marriage and family**, v. 65, n. 11, p. 795-808, 2003.

73 MASTEN, A. S.; COATSWORTH, J. D. The development of competence in favorable and unfavorable environment: lessons from research on successful children. **American Psychologist**, v. 53, n. 2, p. 205-220, 1988.

74 HARTER, S. The development of self-representations. In: DALMON, W.; EISENBERG, N. (ed.). **Handbook of child psychology**: social, emotional, and personality development. 5. ed. New York: Wiley, 1988. v. 3, p. 553-617.

cioculturais (*autoestima*), são fundamentais para moldar de forma autossustentável nossa capacidade de avaliação pessoal e social. Crianças com autoestima elevada tendem a ser assessoradas por pais e professores, que dão ajuda específica e focalizada, em vez de criticar a criança como pessoa, conforme sugerido no método Contra FAST, que você aprenderá no capítulo 8 deste livro. É desse modo que seu filho se sente mais preparado e realizado para enfrentar o ciclo da adolescência.

Capítulo 6

Ciclo da adolescência

O ciclo da adolescência se caracteriza por uma reorganização da identidade construída no relacionamento íntimo e sustentável com os pais no ciclo da infância, que encoraja os esforços do filho para se tornar independente, pois ele sabe que poderá usufruir do "colo seguro" dos pais em situações de estresse e tensão emocional.

A transição entre os ciclos da infância e da adolescência é marcada por um período de indiferenciação no qual perdura o desejo dos pais de que o filho amadureça para enfrentar e julgar situações que o colocam em perigo, tais como o uso do cigarro, drogas e bebidas alcoólicas. Em decorrência, os jovens se aproximam dos amigos e colegas para obterem companhia e se sentirem mais seguros de seu autoconceito perante novos modelos de identificação pessoal e social, conforme posso verificar em atendimento a grupos de pais e grupos de adolescentes.

Inicia-se, assim, a fase do sonho, a mais importante do ciclo da adolescência, misturada com o desejo de realização do ciclo da infância. Em minha prática com adolescentes, percebo que a perda do sonho e da idealização é igual à perda da esperança de um mundo melhor, e é a principal causa de sua ida para as drogas. Portanto, um lar onde o diálogo se mantenha nas inter-relações familiares e uma escola que reforce os valores absolutos são fundamentais para manter a pulsão de vida do adolescente, para transformar o seu sonho em realidade adequada ao meio ambiente, por meio da ação criadora.

Observo em minha prática no consultório que muitos pais adolescem junto com os filhos, revivendo as próprias experiências e projetando-as nos filhos como uma forma de se diferenciarem deles enquanto indivíduos. Eles se sentem tensos, confusos e ambivalentes por causa da necessidade de independência dos filhos, porque projetam neles conflitos vividos com os próprios pais na adolescência. Portanto, a intervenção psicodramática grupal com pais é um ponto de apoio para a manutenção de um clima afetivo saudável no lar e no grupo de amigos de seus filhos.

O conflito familiar decorre de discussões do cotidiano, como a execução de tarefas familiares e escolares, uso do dinheiro e das roupas, horário em que se deve voltar para casa, relações de namoro e com os amigos, em vez de valores fundamentais, de acordo com Adams e Laursen. A repetição desses padrões comunicacionais acaba criando um clima afetivo familiar insuportável, principalmente no início do ciclo da adolescência, devido às tensões da puberdade[75] e à necessidade do adolescente de assegurar sua autonomia. Caminhadas e a participação em jogos com os filhos e seus amigos facilitam a retomada de valores socioculturais, pois criam um clima afetivo na fase da criação, que facilita a emergência da fase de comunicação. Muitos pais e adolescentes assistem a sé-

---

[75] Puberdade: processo no qual o ser humano atinge a maturidade sexual e a capacidade de reprodução. (N.A.)

ries e filmes juntos e, desse modo, buscam o significado deles em seu cotidiano pessoal, familiar e profissional.

Por outro lado, a permanência na indiferenciação de dupla mão (tanto dos pais como dos filhos) leva os pais a negarem que os filhos estão crescendo, mesmo com as mudanças em sua aparência decorrentes de influências hormonais e sociais. Sua falta de resolução produz brigas homéricas no início do ensino médio, quando os adolescentes querem se aventurar na busca de liberdade.

As turmas servem a diversos propósitos, principalmente ao estabelecimento da identidade, e reforçam a incorporação de normas comportamentais de grupos étnicos e socioeconômicos, conforme posso observar em psicoterapia on-line com os adolescentes que saem da casa dos pais para cursarem a universidade em outras cidades ou países. E os relacionamentos afetivos contribuem para o desenvolvimento da intimidade, das paixões envolventes e do estabelecimento de compromissos, com cooperação mútua, cuidado, cultivo e fontes de realização sexual. Aos 16 anos, os adolescentes interagem com os parceiros afetivos mais do que com os pais, amigos e irmãos, e pensam mais neles. No fim do ciclo da adolescência, os conflitos tornam-se mais amenos, quando o equilíbrio do poder de autoridade na inter-relação entre pais e filhos é negociado pela comunicação assertiva.

O casamento ou relacionamento romântico dos pais serve de modelo para os filhos adolescentes. A turma é o espaço onde o adolescente constrói o ciclo de *inspiração* e *solidificação* para os seus relacionamentos afetivos e influencia a escolha do parceiro e o desenvolvimento da relação amorosa. Ao mesmo tempo, influencia comportamentos de risco ou problemáticos. Muitos jovens começam a fumar e a beber se os amigos já o fazem, e os pais precisam estar atentos e dialogar com os filhos. Muitos pais percebem que alguns comportamentos, como fumar cigarros eletrônicos, foram instalados em seus filhos no ensino médio, o que os deixa surpresos por "conhecer pouco os filhos e os colegas deles". Esse fato os leva a se aproximar dos filhos durante o início do curso universitário, para evitar gravidez indesejada ou contaminação de infecções sexualmente transmissíveis.

Os conflitos internos e externos que causam insatisfação, medo e angústia levam os adolescentes e/ou seus pais a buscarem minha orientação na escola e/ou no consultório. Geralmente, os adolescentes que moram com os pais tendem a ter mais conflitos do que aqueles que saem de casa para cursar a universidade, conforme tenho observado em minha experiência clínica. O relacionamento entre os adolescentes e seus pais é afetado pela condição de vida destes, tais como sua profissão, situação conjugal e nível socioeconômico. Tenho percebido que os jovens que buscam uma orientação profissional com recursos psicodramáticos tendem a se desenvolver melhor na escolha profissional e se tornam jovens adultos mais realizados.

A partir de minha experimentação, tenho percebi também que o ciclo da adolescência tem se alongado muitas vezes até os 33 anos de idade, quando o jovem termina o ciclo de *solidificação* de sua identidade e costuma sair de casa para cursar uma especialização ou pós-graduação, trabalhar ou se casar. Essa experiência geralmente é desgastante, mas os limites dos filhos ajudam os pais a reorganizarem o próprio espaço de vida, e a sensação final é de libertação. A frase que eu mais ouço é "Como é difícil crescer!". A fase da *realização* se estabelece juntamente com a manutenção da fase do *sonho*, no primeiro momento do ciclo da maturidade/início da idade adulta.

A maioria dos valores básicos dos adolescentes se fundamenta nos valores dos pais, que são percebidos como uma base segura para eles lidarem com as frustrações e alçarem voo em busca da *realização*.

Seu pensamento se fortalece gradualmente devido
à maturidade cerebral e a influências ambientais,
de modo que ele possa raciocinar em termos abstratos,
emitir julgamentos morais sofisticados e planejar seu futuro
com base na realidade em que vive.

O começo do ciclo da adolescência, dos 9 aos 11 anos – transição de saída do ciclo da infância –, oferece oportunidades para o desenvolvimento das dimensões físicas e das competências cognitiva e social, com o fortalecimento da autoestima, da autonomia e da intimidade com seus pares e parceiros afetivos. A maioria dos jovens atravessa esse ciclo com o corpo amadurecido, saudável e com amor pela vida, dos 17 aos 33 anos, apesar de todos os desafios enfrentados em suas fases.

Capítulo 7

Ciclo da maturidade

O INÍCIO DA VIDA ADULTA

Segundo Viviana R. C. Agudo[76], "a transição para a idade adulta foi recentemente reconhecida como um período distinto do desenvolvimento do ser humano, uma fase com um carácter mutável, fluído e transicional".

Esse período de transição se trata de um tempo de experimentação para que o jovem de 17 a 33-40 anos assuma papéis e responsabilidades sociais.

Em sua pesquisa de mestrado, Agudo confirma que essa transição está mais lenta do que nas gerações anteriores, apesar de existir a pressão interior e exterior de "dar o passo", que é geralmente operacionalizada por meio dos chamados marcos de transição, sejam eles terminar os estudos, ter um emprego/carreira, sair de casa, casar-se ou ter filhos.

[76] AGUDO, V. R. C. **A transição para a idade adulta e seus marcos**: que efeito na sintomatologia depressiva? Dissertação (Mestrado em Psicologia) – Universidade de Lisboa, Faculdade de Psicologia e de Ciências da Educação, Lisboa, 2008. p. 5-7.

Nesse período, estabelece-se metas e um tempo para realizá--las até a transição para a meia-idade (40-65 anos). Então, o jovem deverá escolher opções mais definidas, clarificar objetivos e ganhar maior autodefinição como adulto, na exploração das possibilidades disponíveis e na *criação* de uma estrutura estável. Portanto, nesse período o jovem se prepara para o sucesso: a *realização* pessoal e profissional dos seus *sonhos* desenvolvidos nos ciclos anteriores.

Para Daniel J. Levinson[77], o início da idade adulta pode ser considerado o momento de maior energia e de maior contradição dos ciclos de desenvolvimento humano, porque o *sonho* precisa ser definido e vivido na ação concreta. Muitas vezes ocorre um conflito de direção entre o que o jovem deseja e a pressão da família, por circunstâncias externas ou por aspectos de sua personalidade.

> O bom relacionamento entre os pais e os filhos
> no ciclo da infância favorece uma adaptação mais adequada
> às exigências requeridas na resolução de tarefas cada
> vez mais complexas e numerosas no início da vida adulta.

A primeira tarefa de muitos jovens é a sua separação da família de origem e a mudança da vinculação estabelecida no ciclo anterior. Para isso, ele se tornará menos dependente financeiramente, desenvolverá novos papéis e assumirá seus custos com moradia. Desse modo, se tornará mais autônomo e autorresponsável à medida que se diferenciar da família e tiver menor dependência emocional de apoio e autoridade parental na escolha da carreira e no estabelecimento de relações mais estáveis e íntimas com parceiros sexuais.

[77] LEVINSON, D. **The seasons of a man's life**. New York: Alfred A. Knoff, 1977.

Então, nesse momento o jovem *cria* os próprios espaços de vida e desenvolve sua capacidade de *comunicação*, o que provoca uma reorganização no inter-relacionamento entre pais e filhos pelo fato de eles saírem de casa e/ou constituírem uma relação de casal, o que consequentemente leva os pais a reajustarem seu espaço pessoal, conjugal e paternal.

Para Erikson[78], o jovem adulto anseia e se dispõe a fundir a sua identidade com a de outros em busca de intimidade. Ele se mostra confiante em filiações e se torna fiel a elas, mesmo que isso implique sacrifícios e compromissos significativos. O reverso da intimidade é o distanciamento, a tendência a se isolar e, se necessário, destruir as forças e as pessoas que sente como perigosas para si próprio e que pareçam invadir suas relações íntimas. Assim, a crise evidenciada nessa fase é a que opõe a intimidade ao isolamento.

Nivaldo, um jovem branco de cabelos longos, aos 18 anos pôde, com a ajuda da psicoterapia individual e grupal, sair do quarto onde se isolava na casa dos pais e ir morar sozinho em uma cidade próxima, onde faz graduação em uma faculdade pública. Inicialmente, evitava qualquer contato com os pais e sentia-se insatisfeito com seu grupo de amigos. Passou por uma avaliação com um profissional que trabalha com psicologia comportamental e foi diagnosticado como autista – rótulo que justificava seu isolamento social pela família. Aos poucos, conseguiu um estágio na própria universidade e estabeleceu contato com uma turma de jovens revolucionários de esquerda, com quem pôde colocar para fora seu desprezo pela autoridade paterna e pela rigidez em sua educação. Encontrou uma garota preta bissexual com quem começou a

---

[78] ERIKSON, E. H. **Infância e sociedade**. Rio de Janeiro: Zahar, 1976.

reafirmar sua própria identidade e a confrontar o pai de forma direta. Nesse momento, os pais deixaram de pagar sua psicoterapia, o que o levou à depressão e a buscar o centro psicológico de apoio na própria universidade, onde continua cursando e se aprimorando na área de seu maior interesse, definida em nosso trabalho individual e grupal.

Nesse momento, os jovens procuram apoio social, ajuda médica e psicológica por se sentirem inseguros frente à ampliação de papéis sociais. Muitas vezes, privam-se do sono para darem conta de tudo que querem e precisam fazer: seminários, avaliações, trabalhos a serem entregues em curto espaço de tempo; pesquisas e estágios; bem como esportes, baladas e *happy hours*.

A privação de sono afeta seu funcionamento cognitivo, emocional e social, o que prejudica sua aprendizagem. Por esse motivo, muitos jovens começam a ingerir álcool e drogas e a fumar, para "desanuviar" sua ansiedade. As jovens queixam-se dos sintomas da TPM e buscam informações sobre métodos de prevenção de gravidez indesejada quando começam a namorar, mesmo sem saber se querem "se prender" a alguém.

Ao mesmo tempo, os pais ficam em dúvida entre proteger os filhos e lhes delegar independência sobre os seus próprios atos. As visitas vão se espaçando à medida que os pais se sentem mais seguros e confiantes. Com isso, o jovem adquire maturidade psicológica para descobrir a própria identidade, tornar-se independente dos pais, desenvolver um sistema de valores e estabelecer relacionamentos, o que possibilita o sentimento de autonomia, autocontrole e responsabilidade pessoal.

Aos 20-25 anos, estão no auge do desenvolvimento do pensamento abstrato reflexivo que se articula com a prática da resolução de problemas ambíguos, o que os leva a se *inspirar* em relações significativas com um "mentor" (professor ou adulto mais velho, escolhido pelo caráter ou pela experiência nas funções que almeja) ou com um "parceiro sexual especial" (de acordo com o que lhe oferecem, exigem e recusam). Assim, o jovem caminha na *solidificação* de sua produção *criativa*, que se estabilizará na meia-idade.

O amadurecimento sexual e a maturidade cognitiva (papel da emoção no comportamento inteligente) lhe possibilitam arbitrar sobre questões morais da não violência e ampliar o conhecimento tácito (autogestão – aprendizagem autodirigida, gestão de tarefas e gestão de pessoas – em um desempenho bem-sucedido). As universidades que utilizam a *metodologia ativa* na produção do conhecimento favorecem o desenvolvimento mais eficaz dos jovens em seu processo de amadurecimento, bem como a *realização* de seus empreendimentos nesse período de transição.

A MEIA-IDADE

O conceito de meia-idade apareceu pela primeira vez no dicionário em 1895, quando a expectativa de vida começou a se prolongar. Estudiosos começaram a verificar como funcionava esse hiato entre o início da vida adulta e a velhice, entre os 40 e os 60 anos.

Trata-se de um período extenso dentro do ciclo da maturidade, que não pode ser definido em termos de idade cronológica. Ele começa na festa de aniversário quando sopramos 40 velinhas? Na sua festa de aposentadoria? Ou quando você é chamado de "senhor" ou "senhora" e lhe oferecem assento no transporte público?

Você deve conhecer algumas mães que se tornaram avós aos 40 anos ou aquelas que optam pela aposentadoria antecipada. Outras participam de maratonas enquanto várias têm dificuldade para subir uma escada íngreme. Algumas retomam sonhos abandonados e outras perseguem metas desafiadoras mais realistas, para reavaliar e reorganizar a vida pessoal e profissional. Logo, nunca é tarde demais para, por exemplo, iniciar um estilo de vida mais saudável.

Pense nas pessoas que você conhece que se dizem na meia-idade. Quantos anos elas têm? Elas aparentam ter saúde? Quão envolvidas em atividades variadas elas estão?

Considera-se que a meia-idade ocorre entre os 40 e os 60 anos. No entanto, um homem de 50 anos que se exercita será biologicamente mais jovem do que um de 40 anos que passa oito horas por dia acionando o controle remoto.

Na meia-idade, a maioria tem filhos mais velhos e pais idosos. No entanto, há aqueles com meia-idade tardia, que têm filhos após os 40 anos e que, ao serem perguntados na velhice sobre aspectos como saúde física e mental, relações familiares, amigos, trabalho, lazer e vida espiritual, se sentem mais satisfeitos do que no início da meia-idade.

De fato, é na meia-idade que muitas pessoas conseguem atingir o máximo em suas *realizações*. É uma época de tensão, com novos desafios no trabalho e novas responsabilidades, a partida dos filhos do lar e novos compromissos emocionais que podem impulsionar novos *sonhos*. No trabalho, o conhecimento pela experiência e o bom senso, muitas vezes, compensam as mudanças físicas, porque nesse período nos tornamos mais meticulosos e cuidadosos. Márcia de Mendonça Jorge[79] ressalta que ganhos como o aumento de conhecimento, experiência de vida e aprendizagem nos acompanham na velhice.

Você já reparou que a fase da meia-idade é marcada pela expectativa social moderna de longevidade, como se fosse um dever

---

[79] JORGE, M. M. Perdas e ganhos no envelhecimento da mulher. **Psicologia em Revista**, v. 11, n. 17, p. 47-61, 2005.

a manutenção da juventude, com investimento no corpo como condição para retomar a produtividade, a velocidade, o vigor e a aparência física jovem – sinônimos de bem-estar, saúde e beleza na sociedade? De fato, por causa das mudanças físicas características do envelhecimento, como as marcas deixadas no corpo e no rosto, que provocam certo estranhamento, algumas mulheres têm dificuldades para elaborar as transformações biopsicossociais que acontecem na meia-idade e se preocupam com outras coisas, como manter a aparência jovem e atraente.

Conforme observou Jung[80], há tendências entre homens e mulheres para uma troca de valores e papéis na segunda metade da vida: os homens se tornam mais interessados em pessoas e mais emotivos; as mulheres se tornam mais assertivas e decididas. Estudos mais recentes[81] deram apoio à teoria de Jung. De modo geral, tanto homens quanto mulheres de meia-idade se preocupam com os outros, incluindo as gerações futuras (filhos e netos), e com o sucesso no trabalho pelo qual dedicaram toda a sua vida.

Márcia de Mendonça Jorge[82] caracteriza a meia-idade pela perda da energia física e da capacidade de locomoção; pelo cansaço, pela fadiga, diminuição da força e falta de condicionamento físico. De fato, muitos pacientes na meia-idade chegam ao consultório queixando-se de deterioração das capacidades sensoriais, da saúde, do vigor e da destreza. Trabalhamos na psicoterapia a estimulação de suas capacidades mentais básicas para atingirem o auge de seus limites, por meio de seu conhecimento especializado e da

---

[80] JUNG, 2003.

[81] NEUGARTEN, B. L.; GUTMANN, D. L. Age sex roles personality in Middle Age: a thematic apperception study. In: NEUGARTEN, B. L. (org.). **Middle Age and Aging**. Chicago: University of Chicago Press, 1968.

[82] JORGE, 2005.

resolução de problemas. Verifico que, apesar de sua produtividade criativa diminuir, ocorre melhora em sua qualidade, o que permite sucesso na mudança de profissão com renovação da *fase do sonho*. Desse modo, na psicoterapia, revemos transições em seu senso de identidade semelhantes àquelas que trabalhamos com adolescentes (mudanças físicas, emocionais e sociais).

Então, a meia-idade é o período de ligação entre a juventude e a velhice, que equilibra o bem-estar familiar, por meio dos cuidados parentais e filiais. Em outras palavras, as condições vividas na juventude influenciam a meia-idade e, por sua vez, as condições vividas na meia-idade terão impacto na velhice. Baltes e Danish[83] ressaltam a necessidade de olharmos para esse período-chave com ênfase na prevenção, para que a intervenção gerontológica seja mais eficaz, conforme observo em meu trabalho com grupo de mulheres de meia-idade e idosas.

Segundo Elaine M. Brody[84], faz parte do desenvolvimento dos filhos adultos na meia-idade que cuidem e deem suporte aos pais envelhecidos. No entanto, percebo que muitas vezes eles necessitam de cuidados psicológicos para integrar os cuidados com os pais, os filhos, o cônjuge e consigo mesmos. Para Ana Catarina Fernandes Fiúsa[85], "a família e o trabalho assumem-se como contextos centrais na vida dos adultos de meia-idade, sendo atravessados por uma dimensão estruturante – a capacidade para cuidar".

Para a autora, nesse contexto é importante destacar dois conceitos centrais: *maturidade filial* e *responsabilidade filial*. O primeiro

---

[83] BALTES, P. B.; DANISH, S. Intervention in life-span development and aging: issues and concepts. In: TURNER, R.; REESE, H. (ed.). **Life-Span Developmental Psychology**, p. 49-78, 1980.

[84] BRODY, E. M. Parent care as a normative family stress. **The Gerontologist**, v. 25, n. 1, p. 19-29, 1985.

[85] FIÚSA, A. C. F. **Meia-idade e cuidados filiais**: uma análise *life span*. Dissertação (Mestrado em Gerontologia Social) – Instituto Politécnico de Viana do Castelo, Portugal, 2020. p. 9.

conceito, de Margaret Blenkner[86], diz respeito à capacidade de o filho adulto olhar para os pais como pessoas para além do papel parental, com capacidades e necessidades próprias. Por sua vez, a responsabilidade filial surge quando os filhos adotam o papel de cuidadores dos pais como forma de retribuírem todo o cuidado que os pais lhes proporcionaram, segundo V. G. Cicirelli[87]. De fato, a meia-idade é um período de vida muito relevante não só quanto ao individual, mas também social e familiar, conforme Lachman[88]. No entanto, a investigação sobre o assunto é escassa e ainda se sabe muito pouco acerca desse período de vida, de acordo com Fiúsa[89].

Atualmente, as famílias estão mais diversificadas e complexas, mas percebemos que o bem-estar dos pais continua dependendo do tipo de adultos que seus filhos se tornam. Nos grupos terapêuticos de tempo determinado com pais, mostramos a importância de eles aceitarem seu filho maduro como ele é, e não como gostariam que ele fosse. Nesse trabalho, nos espelhamos na proposta de Thomas Gordon para lidar com o retorno do filho ao lar (*ninho atravancado*), que muitas vezes é mais estressante do que o *ninho vazio*.

Alguns filhos adultos saem de casa mais tardiamente ou retornam a viver com os pais quando se separam, porque é conveniente para sua organização financeira. Mas se esse período for muito prolongado pode causar estresse. Então, os pais percebem que não há necessidade de ruptura ou conflitos no lar quando continuam a assistir os filhos fora do lar, pois consideram que a autonomia do

---

[86] BLENKNER, M. Social work and family relationships in later life with some thoughts on filial maturity. In: SHANAS, E.; STREIB, G. (ed.). **Social structure and the family**: generational relations. New Jersey: Prentice Hall, 1965. p. 117-130.

[87] CICIRELLI, V. G. A measure of filial anxiety regarding anticipated care of elderly parents. **The Gerontologist**, v. 23, p. 478-482, 1988.

[88] LACHMAN, M. Mind the gap in the middle: a call to study midlife. **Research in Human Development**, v. 12, n. 3-4, p. 327-334, 2015.

[89] FIÚSA, 2020.

adulto jovem é um sinal de seu sucesso como pais. Para isso, muitos pais aumentam sua carga de trabalho para "bancar" os filhos fora de casa, e agem mais por obrigação do que por emoção. Alguns se desligam tanto emocionalmente quanto geograficamente dos filhos ou se tornam íntimos distantes, e renovam o afeto a cada novo encontro esporádico. Muitos jovens adultos acabam se sentindo mais próximos da mãe, que os acolhe sob "suas asas", do que do pai.

Mulheres que só focam no desenvolvimento do papel de mãe têm mais problemas na busca de definição do próprio espaço e se satisfazem com a realização dos filhos. Buscam a minha ajuda por se sentirem desajustadas, com problemas de identidade, tal como afirma Marjorie Fiske. Conforme define a autora, para essas mães:

> *O futuro parece-lhes vazio, impossível de ser planejado. Apresentam mais problemas psicológicos do que qualquer outro subgrupo e até chegam às vezes a pensar em suicídio. São pessoas que em geral têm suas vidas confinadas à família e a uma ou duas amigas. Suas realizações restringem-se aos filhos. Ao preverem a possibilidade do lar vazio, seu estado de ânimo torna-se o de um silencioso desespero.* [90]

Algumas mulheres, ao superarem a crise do ninho vazio, desenvolvem um modo de viver mais autônomo. Embora o esvaziamento do lar possa parecer a causa da angústia, é na realidade o evento disparador de emoções acumuladas há muito tempo, resultantes do sentimento de estarem sendo tolhidas devido ao papel social imposto a seu sexo.

UM AMOR PARA TODA A VIDA

---

[90] FISKE, M. **Meia-idade**: a melhor época da vida? São Paulo: Harper & Row, 1981. p. 127.

Quanto às que trabalham fora e têm jornada de trabalho dupla, além do serviço externo ficam com a incumbência de cuidar do lar, fazer as compras, preparar o jantar, organizar as tarefas para o dia seguinte e, muitas vezes, precisam ainda cuidar dos pais ou dos sogros idosos. Essa sobrecarga de trabalho funciona como uma tensão adicional.

Entre as pessoas de meia-idade, aquelas com padrões de vida mais autônomos podem encontrar expressão no trabalho, no lazer ou em ambas as coisas.

Muitos homens que demonstram satisfação com o que fazem enquanto adultos jovens se sentem entediados na meia-idade, e trazem preocupações com a mudança ou perda do emprego, assim como o enfrentamento da inevitável fase da aposentadoria. Embora digam que a causa desse tipo de preocupação está relacionada com o sustento material, o cerne da angústia pode ser outro: o que farão dali para a frente para se manterem socialmente produtivos e eficazes?

Em tempos de crise, percebemos que os pais idosos têm ajudado os filhos na meia-idade, principalmente no cuidado com os netos, por meio de atividades como jantar juntos, ver TV, ir às compras, ler para os pequeninos e demonstrar mais afeto com os netos mais velhos. Algumas vezes acabam criando os netos, o que é estressante e causa sentimento de culpa e rancor por "terem falhado com os filhos". Mas, na realidade, os idosos são fontes de orientação, companhia para brincar, vínculo com o passado e símbolo de continuidade familiar.

Por outro lado, muitos filhos aceitam cuidar dos pais por obrigação, principalmente quando os pais apresentam demência e não contam com a colaboração dos irmãos ou de outros familiares.

Nessa fase da existência, a maioria das pessoas sabe o que as frustra ou as desafia. O que traz prazer pode tanto estar presente na vida profissional quanto no lazer. São os sentimentos e as atitudes acerca das atividades usuais que revelam seus verdadeiros interesses, mostrando como a vida familiar e a profissional podem se complementar nos cuidados consigo mesmos, com os filhos e com os próprios pais. *Sonho* e *realização* caminham juntos.

A VELHICE ATIVA

Quando termina a idade adulta e começa a terceira idade? Geralmente se consideram dois tipos de envelhecimento:

1. **Envelhecimento primário:** à medida que envelhecemos, as células tornam-se menos capazes de reparar ou substituir partes danificadas. O estresse afeta a alteração do telômero, sequências repetitivas de DNA que existem nas extremidades de todos os cromossomos humanos. O encurtamento dessas células está relacionado aos hábitos de cada indivíduo, e faz parte do ciclo natural da vida.
2. **Envelhecimento funcional:** capacidade de interagir com o ambiente físico e social em comparação com outros da mesma idade. Aqui temos as figuras do:
    a. Idoso jovem: 65-74 anos;
    b. Idoso idoso: 75-84 anos;
    c. Idoso mais velho: acima dos 85 anos.

Muitos idosos chegam ao consultório com perguntas como: "E agora, o que faço de minha vida?", "Quando eu vou morrer?", "Fatores ambientais controlados e estilo de vida podem interagir com fatores genéticos para determinar um tempo maior ou menor de vida?", "Por que as pessoas envelhecem?", "Quais as causas do envelhecimento biológico, das mudanças físicas e mentais e da inteligência e memória?", "Em nossa cultura se consideram profecias autorrealizadoras mais do que a sabedoria do idoso?", "Então, por que muitos idosos de 70 anos se sentem como os cinquentões se sentiam há três décadas?" ou "E a ocorrência da educação continuada na terceira idade ajuda só nos aspectos cognitivos?".

Tais perguntas nos remetem à pesquisa desenvolvida com sessenta idosos por Araújo, Castro e Santos[91], que concluíram que não basta promover ações que empoderem a família e a pessoa idosa; cabe uma abordagem direta de como deve ser o cuidado, quais hábitos são adequados, o que é mito, o que é verdade, quais os assuntos que contribuem para a saúde e como executar tais conhecimentos.

Martins[92] considera que, durante a velhice, ocorre uma inversão de papéis entre pais e filhos ocasionada pelo reforço à dependência na execução de tarefas rotineiras, levando o idoso a perder o poder de decisão e controle sobre a própria vida. Mitos, tabus e estigmas de que o idoso é incapaz reforçam a atitude desses familiares. Existem poucos estudos sobre o suporte filial prestado a pais independentes, ativos e autônomos, que possam necessitar desse apoio em algum momento da vida.

Muitas vezes, a vida funciona no esquema de oito ou oitenta, dificultando a compreensão das possibilidades das fases de sonho, criação, comunicação, inspiração, solidificação e realização na relação entre filhos/cuidadores e pais idosos. Na construção de um método de trabalho terapêutico grupal com idosas, percebi que

---

[91] ARAÚJO, L. F.; CASTRO, J. L. de C.; SANTOS, J. V. de O. A família e sua relação com o idoso: um estudo de representações sociais. **Psicologia em Pesquisa**, v. 2, n. 2, p. 14-23, 2018.

[92] MARTINS, E. Constituição e significação de família para idosos institucionalizados: uma visão histórico-cultural do envelhecimento. **Estudos e Pesquisas em Psicologia**, v. 13, n. 1, p. 215-236, 2013.

elas podem entrar em contato com suas sensações vividas enquanto bebê pela sua capacidade de *sonhar*. Mas difícil, entretanto, é *criar*. Nem sempre conseguem. Às vezes criam, mas não conseguem *solidificar* sua criação por causa da agitação provocada pela memória de sensações de sua criança dentro de si. Ou se *inspiram*, mas não conseguem verbalizar sua *criação*, como faziam quando eram adolescentes para convencer aqueles que as rodeavam. Ou, ainda, outras vezes *sonham, criam, inspiram, solidificam*, mas não têm força de vida suficiente para *realizar* novos projetos como um adulto em sua capacidade de desempenho máximo. No entanto, tenho percebido que, quanto maior é sua capacidade criativa, tanto maior a chance que elas têm de uma adaptação social mais adequada, e maior inclusão no contexto social.

O suporte afetivo recebido por essas idosas nesse grupo lhes permitiu aproximar-se de sua potência e colocar-se em ação direcionada para o seu futuro imediato, assim como na construção de amparo, na relação com os próprios filhos e em sua família ampliada. Segundo Bentes, Pedroso e Falcão[93], o relacionamento vivido entre pais idosos e filhos é construído basicamente por meio de trocas contínuas de suporte, durante toda a vida.

No entanto, se observado atentamente, os pais continuam a cuidar dos filhos mesmo quando atingem a terceira idade, o que leva a considerar que, à medida que uma pessoa se torna pai e mãe de alguém, na maioria dos casos, a responsabilidade aflora de forma significativa e singular no cuidado parental, segundo Bentes, Pedroso e Falcão[94].

---

[93] BENTES, A. C. O.; PEDROSO, J. da S.; FALCÃO, D. V. da S. Papéis desempenhados por pais idosos e filhos na velhice: revisão integrativa de literatura. **Revista Kairós-Gerontologia**, v. 23, n. 3, p. 321-337, 2021.

[94] Ibidem.

Assim, no que diz respeito à responsabilidade filial, filhos que foram educados por pais dedicados geralmente cuidam de seus pais de maneira responsiva e estimulam o autocuidado dos pais como forma de ajudá-los na recuperação da própria autonomia e da facilitação de sua desenvoltura durante as atividades do cotidiano. Em outras palavras, promovem a *criação* de um "espaço no qual o idoso encontra-se protegido e respeitado em seus direitos, favorecendo a resguarda de sua dignidade enquanto ser humano"[95]. **Nessa inter-relação, os filhos percebem quão necessário é compreender e respeitar os desejos dos pais idosos com comprometimento funcional, pois eles contêm em si a autonomia conquistada ao longo da vida.**

Lang *et al.*[96] demonstram que idosos são mais seletivos em preferir vínculos emocionais próximos e significativos. "Estas implicações levam a pensar sobre a diferenciação de cuidados entre as gerações, que podem influenciar os esforços para manutenção da qualidade das relações entre pais idosos e filhos adultos"[97].

Portanto, o filho ou filha que estimula os pais com a devida atenção à sua singularidade possibilita um espaço de troca interativa na qual o idoso busca proximidade afetiva e transmite, assim, seu legado, tem um papel importante na manutenção das relações intergeracionais, lida bem com conflitos, faz planos para o futuro. Em outras palavras, pode novamente *sonhar*.

---

[95] MAZZA, M.; LEFÈVRE, F. A instituição asilar segundo o cuidador familiar do idoso. **Saúde e Sociedade**, v. 13, n. 3, p. 68-77, 2004.

[96] LANG, F. R. et al. Personal effort in social relationships across adulthood. **Psychology and Aging**, v. 28, n. 2, p. 529-539, 2013.

[97] BENTES; PEDROSO; FALCÃO, 2021, p. 331.

Capítulo 8

O Método
Contra FAST

O método contra a armadilha **FAST** (**F**rustração, **A**ção impulsiva, **S**em **T**empo para pensar) foi criado por mim com o objetivo de auxiliar pais como você, que querem conseguir ter um relacionamento íntimo e saudável com seus filhos.

Para atingir esse objetivo, é preciso criar um ambiente afetivo em que os filhos se sintam aceitos e amados, para que se desenvolvam como pessoas mais responsáveis e se tornem homens e mulheres mais cooperativos. Mas como conseguir esse feito sem antes usar a sua autoridade psicológica para cuidar de si mesmo? Seria preciso construir um manual de educação para pais e mães?

Eu sempre me neguei a escrever um livro de autoajuda com regras a serem seguidas para a educação de filhos, porque esse tipo de leitura me parece o último refúgio daqueles pais que resistem à busca de uma ajuda profissional efetiva. Todavia, alguns pais menos resistentes ou mais desesperados me procuram no consultório porque, após lerem tais manuais disponíveis no mercado, têm dificuldade de adaptá-los ao seu cotidiano familiar.

A insegurança desses pais diminui quando encontram um espaço de acolhimento para adequar as informações lidas em livros de autoajuda às causas dos conflitos e insatisfações presentes em suas conexões com os filhos. Com isso, eles percebem que há uma grande diferença entre ter o conhecimento intelectual de um problema e decifrá-lo por meio da escuta, que permite o *autoconhecimento* e o conhecimento do *outro*, para uma ação mais consistente.

Desse modo, na condução de intervenções individuais e grupais, eu percebi que os livros de autoajuda funcionam como estímulo para que os pais busquem acolhimento em ações educativas produtivas mais profundas, consistentes e fundamentadas na experiência com ciência. Nessas intervenções, os pais compreendem que no tempo do ócio[98] somos preenchidos pela sensação de afeto recebido de nossas mães quando nascemos. Essa sensação é eterna e preenche ausências, permitindo-nos poder ouvir a nós mesmos, enquanto vivenciamos a solidão de estar com nós mesmos, para depois conseguir escutar o *outro* e auxiliá-lo em seu caminho.

Aprender a estar consigo e com o outro é possível pela aplicação dos seis passos básicos do método que vence a armadilha FAST. Esse método mostrou-se eficiente, eficaz e produziu impacto em diferentes grupos de pais atendidos por mim nos últimos 40 anos. Com base nele, decidi construir um caminho educativo de transformação[99] individual e coletiva por meio da escrita deste livro. Suponho que aqui também possamos provocar resultados semelhantes em você, leitor, que por consequência impacte em outros pais com quem você se relacione.

---

[98] Ócio: sair do estado de atenção consciente para estar consigo mesmo, desligando-se da realidade, para que emerja algo novo em sua mente, que possa então transformar a sua realidade externa. (BAPTISTA, 2017 *apud* KIM, L. M. V. Pensamento e relações amorosas: uma experiência com grupo de idosas. In: FREITAS, D. C. (org.). **Por trás dos fatos**: a psicanálise pode explicar. São Paulo: Vetor, 2017.)

[99] Transformação, nesse contexto, é considerada como modificações possíveis em nossa conduta, pois de forma análoga é impossível transformar uma mangueira em laranjeira; todavia, podemos podar, fazer enxertos e reorganizar o desenvolvimento da mangueira ou da laranjeira, de modo que melhor corresponda ao que necessitamos.

Portanto, a leitura deste capítulo e sua aplicação criteriosa tem como objetivo propiciar um ambiente acolhedor interno e externo, para que você possa ajudar seus filhos a se tornarem adultos autorresponsáveis, mais produtivos e felizes. Este capítulo é o ponto nevrálgico deste livro, porque nele eu lhe entrego as chaves das bases da competência para formar filhos éticos, honestos e empáticos, e ter conhecimento da relação custo-benefício de ser pai ou mãe que gera, cria e gesta sua criação.

São seis passos simples para mudar seu padrão de cuidado consigo mesmo e com seus filhos, em intervenção breve e pontual, de uma a doze sessões individuais, de casais ou em grupo, presenciais ou on-line. E é por meio desse conhecimento experienciado que os pais e as mães o expandem para todas as suas relações interpessoais, o que favorece a manutenção da interconexão entre pais e filhos em redes autossustentáveis de apoio social.

Você deve estar se perguntando: "E quais são esses seis passos? Eu quero aprendê-los agora!". Eu lhe respondo:

Passo 1 – Sonho: Autoconexão pela respiração e sensações básicas.

Passo 2 – Criação: Conexão com seu filho pela comunicação assertiva.

Passo 3 – Comunicação: Negociação de propostas pelo método "ganha-ganha" – ouvir ativo e Mensagem na 1ª Pessoa.

Passo 4 – Inspiração: Tomada de decisão para a ação adequada a partir da verificação da experiência comunicada e vivenciada.

Passo 5 – Solidificação: Avaliação e implementação da decisão tomada por meio da ação efetiva.

Passo 6 – Realização: Vivência do sucesso da alta produtividade na interconexão com seu filho, transmitida por meio de redes autossustentáveis, para as inter-relações da família expandida no contexto social e profissional.

Você deve estar reconhecendo esses passos, pois são exatamente os que eu usei quando recebi um diagnóstico de câncer estágio 3 com prognóstico de seis meses de vida, dezessete anos atrás. Eu sou a maior prova de que ele dá certo![100]

Para poder reproduzi-lo, é necessário que você se coloque como se estivéssemos interagindo presencialmente ou on-line, em tempo real. Espero sinceramente que os exercícios propostos em cada passo favoreçam o nosso trabalho interativo.

EXERCÍCIO ANTERIOR À APLICAÇÃO DO MÉTODO: DIAGNÓSTICO DE SUA CAPACIDADE ADAPTATIVA

A adaptação adequada à realidade externa é necessária em cada novo momento de sua vida, para que você seja um homem ou uma mulher de sucesso pessoal e profissional.

Para Moreno[101], criador do psicodrama, o ser humano ultrapassa as "conservas culturais" à medida que dá respostas novas/inovadas e mais adequadas. O ser humano evoluiu da Idade da Pedra até o momento atual porque utilizou seu poder criativo para inventar formas de satisfazer às suas necessidades com menos conflitos e, assim, resistir melhor às frustrações.

No entanto, Omer e Fleury[102] consideram que o *princípio de continuidade* funciona como uma bússola, um "norte parental" que garante o sucesso na educação dos filhos. Para esses autores, interromper a continuidade na vida de uma criança pode fragilizá-la. Então, é necessário que os pais utilizem a sua autoridade para garantir a continui-

---

[100] Ver p. 30-31 deste livro.

[101] MORENO, 1983.

[102] OMER, H.; FLEURY, H. **Pais e filhos em tempos de crise**: como construir presença, autocontrole e uma rede de apoio. São Paulo: Ágora, 2020.

dade funcional, interpessoal e pessoal dos filhos. Em outras palavras, mantenham as tarefas, rotinas e os laços nos diferentes grupos sociais a que pertencem, assim como a identidade do filho pelo incentivo ao desenvolvimento de seus papéis sociais de filho, aluno, esportista etc. Portanto, a partir do princípio de continuidade, nos tornamos seres humanos mais adaptados aos valores familiares e culturais, por meio dos vínculos estabelecidos nas inter-relações afetivo-sociais.

Ryad Simon[103] propõe o gráfico a seguir para avaliar a capacidade de adaptação adequada ao meio em que se vive, mediante a análise das inter-relações estabelecidas entre quatro setores funcionais singulares em cada ser humano. Esses setores estão aqui separados apenas por uma questão didática, porque se inter-relacionam o tempo todo, durante a constituição de sua organização psíquica, na inter-relação com o meio familiar e social em que você vive. Eu me fundamento nessa teoria e a confirmo com os dados obtidos em minhas pesquisas de doutorado e pós-doutorado, em Portugal e no Brasil.

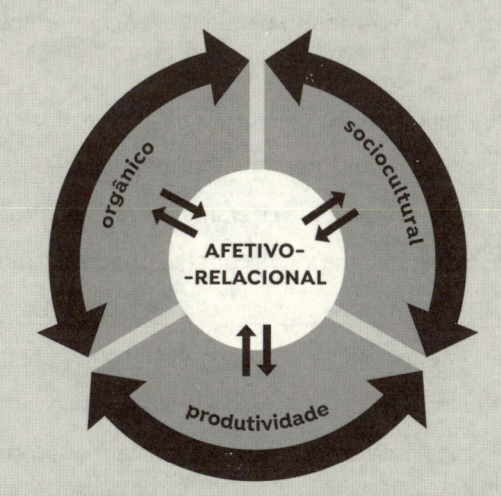

Figura 6. Quatro setores funcionais do ser humano

Fonte: Simon (2005).

[103] SIMON, R. **Psicoterapia breve operacionalizada**. São Paulo: Casa do Psicólogo, 2005.

A partir da experiência clínica, Simon percebeu que o setor afetivo-
-relacional (A-R) é o mais importante, porque seu desenvolvimento influencia a evolução de todos os outros setores. Por isso, ele está no centro da figura e se relaciona com os demais: produtividade (Pr), orgânico (O) e sociocultural (S-C). Portanto, quando intervimos na interconexão entre pais e filhos (A-R), formamos adultos mais produtivos (Pr) – que produzem mais e com melhor qualidade, em menor tempo –, autorresponsáveis (S-C) – que interferem nos padrões culturais, por meio de ações inovadoras –, mais saudáveis física e mentalmente (O), e mais preparados para o futuro.

O setor afetivo-relacional (A-R) se refere ao seu conjunto de sentimentos, atitudes e ações em relação a si mesmo (relações afetivas intrapsíquicas), ao outro (relações afetivas extrapsíquicas) e à cultura (relações afetivas transpsíquicas). Considero que a compreensão desse setor possa auxiliar você a refletir sobre o seu papel de pai/mãe na interconexão com seu filho, assim como dar respostas novas e mais adequadas em sua vida familiar – ações educativas mais produtivas no lar.

Conforme já mencionei, esse setor começa a se desenvolver antes mesmo do nascimento, por meio de imagens afetivas cheias de valores (S-C) transmitidas entre diferentes gerações, e tornam você uma espécie de elo de uma longa corrente (segundo Cramer[104]), das quais você se apropriará na estruturação de sua psique. Ao mesmo tempo, você carrega uma carga filogenética e ontogenética que interfere em seu destino. O óvulo fecundado (zigoto) contém em si a estrutura genética programada que determinará o seu crescimento como um novo ser humano (O), a partir de sua inter-relação com as estimulações recebidas de seu meio ambiente uterino e social (A-R).

---

[104] CRAMER, 1993.

O setor produtividade (Pr) vem em segundo lugar no grau de importância para a determinação do conjunto da adequação adaptativa. Uma prova disso pode ser observada na intervenção breve que desenvolvi com um grupo de idosas. Mulheres insatisfeitas e com conflitos intra e extrapsíquicos conseguiram ter maior adaptação quando passaram a desenvolver uma ocupação que lhes dava prazer. Elas desenvolveram amor-próprio no contexto grupal e, com o apoio das demais participantes, ampliaram suas relações afetivas em outros grupos (A-R), conseguiram ter melhor qualidade de vida (O), adaptaram-se com mais facilidade às regras do cotidiano em que viviam (S-C) e obtiveram maior inclusão familiar e social.

Do mesmo modo, quando intervenho em situações-problema presentes na relação afetiva entre pais e filhos (A-R) ou na produtividade escolar de filhos (Pr), percebo que concomitantemente ocorrem melhoras adaptativas no setor orgânico (O) – o filho cuida melhor da higiene do próprio corpo, aprimora o jeito de se vestir, cuida mais da saúde física e mental – e sociocultural (S-C) – o filho se adapta de forma adequada a regras e valores familiares.

A intervenção breve com pais e filhos, fundamentada nessa teoria, se aplica em qualquer época da vida.

Miguel, por exemplo, tem 62 anos e é um excelente profissional em sua área (Pr adequado). Acabou de se separar de um relacionamento conjugal de trinta anos e há um mês voltou a morar no apartamento da mãe, de 84 anos (S-C em adaptação). Ela apresenta sinais avançados de demência senil, mas reconhece o filho pelo olhar amoroso. Ele sofre dores terríveis no estômago (O pouco adequado), apesar de seguir as orientações da nutricionista – "Estou segurando minha raiva há muitos anos, detesto bagunça e sujeira e não sei como lidar com isso na inter-relação familiar.

Eu estou muito frustrado!" (A-R pouquíssimo adequado causando problemas no setor O). Ele veio procurar psicoterapia para se adaptar de forma adequada a esse momento de sua vida e diz:

> *"Eu não tenho coragem de colocar minha mãe em uma residência de idosos enquanto ela me reconhecer... Ela sempre me olhava amorosamente quando eu fazia bagunça e me sujava na poça de lama. Ela me lavava e dizia que eu era um bom menino e só precisaria crescer para ser um homem de bem... Hoje, ela me olha com o mesmo olhar que direcionava ao menino bagunceiro e eu lhe digo com paciência: "A senhora é uma boa mãe e eu te amo... lave as suas mãos sujas de cocô que eu vou trocar as suas fraldas!".*

Sempre há tempo para a manifestação do amor entre pais e filhos! Analise agora como você tem manifestado o seu amor pelo seu filho e se seu jeito de manifestar amor por ele reflete as suas relações amorosas com os seus próprios pais. Utilize essa análise de Miguel como modelo para realizar a sua própria avaliação.

Verifique e siga as instruções da proposta de Simon, sintetizadas a seguir, para realizar a sua autoanálise.

Simon partiu da suposição de que, para manter a adaptação, os pais precisam encontrar soluções que:

1. realmente resolvam o problema;
2. tragam satisfação, gratificação e prazer;
3. sejam isentas de conflitos intrapsíquicos (de acordo com o seu quadro de valores internos) e de conflitos socioculturais (de acordo com o quadro de valores externos).

Considerando esses critérios, Simon propôs três tipos de adequações de situações-problema possíveis:

a. **Resposta adequada:** quando atende aos três critérios – resolve, gratifica, sem conflitos.

b. **Resposta pouco adequada:** quando atende a dois dos três critérios – resolve, gratifica, mas cria conflitos; ou é isenta de conflitos, mas não gratifica.

c. **Resposta pouquíssimo adequada:** quando o sujeito apenas resolve, porém permanece insatisfeito e com conflitos.

Para sua melhor visualização, essas adequações estão esquematizadas no quadro a seguir:

Quadro 1. Três tipos de adequação possíveis com seu pai/sua mãe e com seu filho/sua filha

RESPOSTAS	CRITÉRIOS				
	RESO-LUÇÃO	SATIS-FAÇÃO	SEM CON-FLITOS	COM SEU PAI/SUA MÃE	COM SEU (SUA) FILHO(A)
Adequada	+	+	+		
Pouco adequada	+	+	–		
Pouquíssimo adequada	+	–			
Em crise	–				

Fonte: adaptado de Simon (2005).

Coloque um x no tipo de adequação que você mantém – ou manteve, caso ele/ela já tenha falecido – com seu pai/sua mãe e com seu filho/sua filha na atualidade.

Para Simon[105], "a adequação das respostas às dificuldades deve ser verificada em relação à natureza do problema considerado". Nesse sentido, a adaptação global abrangeria as relações entre os quatro setores de funcionamento considerados na Figura 6[106].

Conforme esclarece Simon[107]: quando, nos quatro setores aqui considerados, o conjunto das respostas do indivíduo puder ser considerado "adequado", a adaptação será classificada como "eficaz". Quando em algum setor o conjunto de respostas for considerado "pouco adequado" ou "pouquíssimo adequado", a adaptação será classificada como "não eficaz".

Agora, verifique o tipo de adaptação que você apresenta em cada setor seguindo o Quadro 1. Em seguida, verifique como a adaptação em um setor tem influenciado sua adaptação em um ou mais setores. Qual desses setores é a causa da sua dificuldade de adaptação atual? Ele se constitui a sua situação-problema central. Comece a trabalhar com ele para evitar que os prejuízos aumentem, bem como para melhorar as possibilidades de sua readaptação global.

No entanto, você poderá estar em crise se não estiver dando solução para as dificuldades na inter-relação com seu filho (critério 1 = não resolução). "Considera-se em crise o sujeito que tem de enfrentar situações desconhecidas que impliquem adequações novas, acarretando mudanças importantes em sua vida"[108]. Nesse caso, verifique se você está vivendo situações circunstanciais geradas por *perda significativa* (ou ameaça de perda) ou *aquisição significativa* (ou expectativa de ganho). Perdas ou aquisições significativas são de-

[105] SIMON, R. **Psicologia clínica preventiva**: novos fundamentos. São Paulo: EPU, 1989.

[106] Para Simon, "os constructos *id, ego* e *superego*, propostos por Freud, são conceitos estruturais. Os constructos A-R, Pr, S-C e Or, de minha proposta adaptativa, são conceitos funcionais", 1989. p.17.

[107] SIMON, 1989.

[108] Ibidem, p. 21.

sencadeadoras de angústia e exigem uma nova resposta adequada para a nova situação que se afigura. [...] Segundo Simon[109], "a crise é a precondição necessária para que haja mudanças significativas" na evolução da adaptação humana. Esse processo adaptativo compreende dois períodos: *período de adaptação estável* (estabilidade adaptativa se conserva sem alterações drásticas) e *período crítico* (fatores geradores de crise interferem no acréscimo ou na diminuição "significativa" de seu espaço pessoal). Esses períodos se alternam indefinidamente, pois "sem adaptação ao novo, ainda que não eficaz, a pessoa sucumbe". Portanto, a manutenção do mesmo nível adaptativo é sempre dinâmica. A intervenção terapêutica breve estratégica pode influir nesse processo no sentido de melhorar a eficiência adaptativa, e obter melhoria da adequação em um setor focalizado, durante o período de adaptação estável.

Você conseguiu avaliar a sua capacidade de adaptação na inter-relação com o seu filho? Ela é parecida ou diferente da sua adaptação na inter-relação com seus pais? Ou você se sente em crise neste momento de sua vida?

Escreva em seu caderno de notas: "Independentemente dos resultados aqui obtidos, agora eu vou aprender a estar melhor comigo mesmo e com meu filho pela aplicação dos seis passos básicos do método que vence a armadilha **FAST** (**F**rustração, **A**ção impulsiva, **S**em **T**empo para pensar)".

---

[109] Ibidem, p. 67.

Capítulo 9

PASSO 1: Reative a capacidade de sonhar por meio da autoconexão

O primeiro passo do Método Contra FAST, como você já previa, começa por você mesmo, pois o nosso maior limite para cuidar dos filhos somos nós mesmos. O exemplo clássico são as máscaras do avião, que devemos colocar primeiro em nós, para depois colocar em nosso filho, que está sentado na poltrona ao lado.

O primeiro passo foi aprimorado pela minha própria experimentação, durante e após a pandemia.

Nesse período, muitos pais procuraram a minha ajuda no consultório, porque sentiam um "vazio" dentro de si que provocava angústia. Esse vazio, na maior parte das vezes, causa uma sensação de "estranhamento" quando os pais olham para os filhos e não os reconhecem. E eles olham para mim e dizem: "É como se meus filhos tivessem crescido sem que eu tivesse acompanhado o seu desenvolvimento" ou "É como se eu tivesse viajado para o exterior e retornado para casa depois de muitos anos". E eu lhes digo: "Talvez essa sensação esteja acontecendo porque você está desconectado de si há muito tempo e a situação de pandemia lhe permitiu perceber essa desconexão".

E assim pude constatar na escuta dos pais que o confinamento no lar estava trazendo à tona *segredos que permaneciam secretos em um nível inconsciente*, no confronto da ambivalência "do que é familiar, aconchegado, e do que é escondido, mantido oculto", segundo as palavras de Freud[110].

Os pais que me procuram geralmente são produtivos nos diferentes papéis sociais, mas quando ficaram confinados no lar com a própria família tiveram *"um tempo e um espaço"* para olhar para si mesmos e para o próximo mais próximo: os filhos e o cônjuge.

Eles deixaram de fazer as coisas automaticamente para cumprir prazos de entrega de tarefas profissionais quando tiveram de se adaptar ao padrão *home office*. As mães foram muito afetadas pela necessidade de integrar os papéis sociais de mãe, esposa, empregada doméstica, amante e "professora particular" dos filhos. Alguns pais perceberam que precisavam sair um pouco do papel principal de provedor e conciliar tarefas domésticas, que envolviam a educação dos filhos. E os filhos solicitavam a atenção constante dos pais ou se trancavam no quarto ou ficavam na frente do computador. Tudo estava diferente e exigia paciência e limites internos e externos.

De modo geral, a aplicação do primeiro passo do Método Contra FAST atendeu a interesses, necessidades e preocupações dos pais que me procuraram durante e após a pandemia. E, mais do que tudo, ele melhorou a visão sociocultural dos pais e ampliou seus sentimentos na interconexão com os filhos e as filhas.

Foi assim que eu supus que a produção deste livro poderia reverter essa aprendizagem em serviços para terceiros por meio da

[110] FREUD, S. **O inquietante (1919)**. Tradução de Paulo César de Souza. São Paulo: Companhia das Letras, 2010. Obras Completas, v. 14, p. 328-376.

autoavaliação do leitor, da avaliação dos exercícios vivenciados, da minha própria avaliação e da avaliação dos editores.

Então, pude reverter o conceito da *obrigação de atingir uma alta expectativa*[111] pelo prazer de realizar um trabalho integral com atenção, autorresponsabilidade, escolhas conscientes e atuação com coerência. Com isso, pude quebrar o ciclo vicioso dentro e fora de mim de *"queixa-inação-mais queixa"*, que eu experimentava comigo mesma enquanto escutava os pais que me procuravam.

Desse modo, fui atualizando a minha visão com os pais que buscavam o meu atendimento e percebi que eu poderia ajudá-los com bom senso e criatividade se descobrisse as minhas próprias capacidades e valores, em meu próprio espaço-tempo de desenvolvimento. E é desse modo angustiante que tenho conseguido diferenciar dificuldade e situação-problema central: o que é urgente (crise) daquilo que pode ser resolvido em curto prazo. Desculpe-me, esta é a primeira vez que escrevo um livro sozinha. Alguém se identifica comigo nesta empreitada? Pois é, foi assim, ao rever o primeiro passo do Método Contra FAST, que percebi que a ação produzida iria além de si mesma e que eu poderia aprender a escrever um livro sozinha comigo mesma e em boa companhia.

Peço que você siga o meu caminho de transformação e cura. Comece pelo simples, por meio da respiração e de seu sistema sensorial, para iniciar as bases de seu processo de autoconhecimento. Para isso, ao continuar a leitura deste capítulo, procure um espaço acolhedor, ventilado, onde você possa estar sozinho e bem relaxado.

---

[111] Altas expectativas bloqueiam o desenvolvimento de tarefas novas simples, mas que, apesar de simples, medem o nosso limite máximo de realização a cada momento. Parece absurdo, mas, nessas situações, nós nos sabotamos por nos sentir pequenos e pouco importantes por realizar "coisas pequenas".

Para iniciarmos, peço que você permaneça sentado sobre os ísquios, em uma posição cômoda, com a coluna ereta encostada na cadeira, os pés firmes no chão e as mãos apoiadas nas coxas com as axilas separadas (como se os braços fossem asas). Inspire e expire o ar pelo nariz. Faça o exercício interativo a seguir (se quiser, grave os itens de cada exercício e realize-os ao ritmo de sua própria voz).[112]

EXERCÍCIO

1. Perceba que você tem um corpo. Observe se o seu corpo está tenso ou relaxado. Solte e relaxe as partes que percebe mais tensas, por meio de três respirações lentas que vão das narinas até o diafragma.

2. Observe como o seu corpo respira ao relaxar. Respire três vezes em ritmo lento em cada uma de suas articulações. Movimente os dedos dos pés e das mãos, os tornozelos e os pulsos, a articulação dos joelhos e dos cotovelos, os ombros e o quadril, o pescoço. Aperte e solte os olhos fechados, enquanto inspira e expira pelas narinas.

3. Após uma expiração, pare de respirar durante seis segundos (conte mentalmente até 6). Evite respirar pela boca. Observe esse espaço vazio sem ar e pergunte a si mesmo: "Qual é a minha intenção ao conhecer o Método Contra FAST?".

4. Com os olhos fechados, movimente os globos oculares para o lado esquerdo inferior e observe as imagens que lhe vem à mente, perguntando-se: "Como foi a educação que recebi de meus pais, avós, professores, cuidadores?". Foque sua atenção em

[112] Este exercício poderá ser repetido todas as vezes que, após uma pausa, você retomar a leitura deste livro.

ações educativas vivenciadas em diferentes épocas de sua vida, por meio de diferentes cenas que se repitam em sua mente.

5. Com os olhos fechados, movimente os globos oculares para o lado esquerdo superior e se pergunte: "Como eu tenho me cuidado?". Foque sua atenção em cenas do cotidiano de seus dois últimos dias e perceba o que sente, pensa e faz em cada uma de suas ações vivenciadas enquanto educador: pai, mãe, avô ou avó, professor ou professora, entre outros.

6. Você tem se adaptado de forma adequada ao que lhe é estranho/novo neste momento de sua vida? Como está o equilíbrio entre os seus estados físico e emocional?

7. Imagine um tubo totalmente transparente e flexível que ligue suas narinas até sua pélvis. Coloque a mão sobre a parte do tubo onde a respiração passa com maior dificuldade e massageie essa parte, respirando três vezes.

8. Com os olhos fechados, movimente os globos oculares para a frente, como se olhasse para o horizonte, observe os seus pensamentos fluírem na mente e acompanhe-os sem detê-los. Deixe que seus pensamentos fluam de um lado para o outro como as ondas do mar.

9. Agora, foque sua atenção no coração, na mente e na alma. Observe a sua respiração outra vez e respire normalmente sem interferir, apenas observando o ar que entra e sai de seus pulmões. Abra os olhos e observe o seu corpo e a sua respiração. Agora, continue a leitura do livro.

Como já vimos, o primeiro grande desafio de todo ser humano é conquistar seu mundo interno.

Porém, o ser humano focou no sistema sensorial (cinco sentidos: visão, audição, paladar, olfato e tato) para garantir o seu relacionamento com o mundo externo, na busca de satisfação de seus interesses, suas necessidades e preocupações. Com isso, considerou que a *atenção* e a *memória* são os seus bens mais preciosos.

É por isso que você vive de acordo com aquilo a que presta *atenção* em cada momento de sua vida, e é assim que você decide como deseja viver a sua história pessoal e singular. Se bastasse ligar o piloto automático, repetiríamos eternamente o esquema da Figura 7.

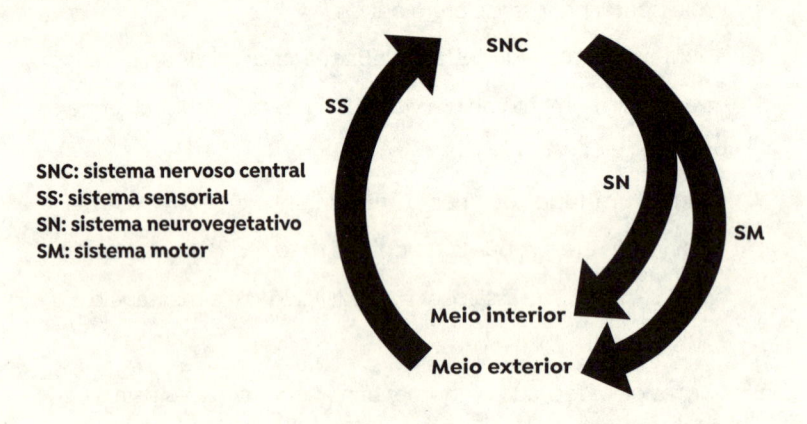

SNC: sistema nervoso central
SS: sistema sensorial
SN: sistema neurovegetativo
SM: sistema motor

Figura 7. Relações neurofisiológicas entre os mundos interno e externo

O ciclo vicioso de repetição se estabelece pelas mensagens do mundo interno e mundo externo que são codificadas pelo sistema sensorial (SS) e levadas para o sistema nervoso central (SNC), que as decodifica e as transmite de volta para o mundo interno pelo sistema neurovegetativo (SN) e para o mundo externo pelo sistema motor (SM).

Quanto mais você experiencia e diferencia as realidades interna e externa, mais terá condições de percebê-las e ser mais bem-sucedido em sua capacidade adaptativa. E essa é uma forma inicial de buscar o equilíbrio entre a razão e a emoção.

A seguir, vou explicar como esse movimento equilibrado entre forças internas e externas favorece a adaptação adequada. Para isso, parafraseei informações verbais recebidas de Saks, articuladas com dados obtidos na experiência clínica com meus pacientes.

O nosso cérebro tem se desenvolvido nos últimos milhões de anos. A última região que se desenvolveu é o *córtex pré-frontal* (parte responsável pela razão, que se localiza na testa/frente do cérebro). Como ela é mais nova, vamos chamá-la de *filho* e representá-la por uma *coruja*. É por meio dessa parte que controlamos os nossos impulsos e focamos a nossa atenção diferenciada no que nos interessa, assim como ignoramos tudo o que nos distrai.

Por outro lado, o *sistema límbico* (sistema das emoções que se localiza na região mais primitiva e mais interna do cérebro), conforme Saks, pode ser chamado de *pais*, porque nasceu antes do filho. Ele se divide em duas partes: *amígdala*, que pode ser representada pela *raposa* (ela é assustadiça e costuma fugir ou enfrentar os perigos do cotidiano), e o *hipocampo*, que pode ser representado pelo *elefante* (ele é responsável pela memorização de dados vivenciados no cotidiano enquanto dormimos).

Por exemplo, durante a pandemia, nosso cérebro foi bombardeado por notícias ruins da mídia, que deixam o *filho* em pane (diminuindo sua capacidade de raciocinar) e o fazem transferir o trabalho de lidar com a realidade para os *pais* (sistema emocional mais primitivo). Então, os *pais* querem fugir dos perigos (*raposa*), mas usam máscara e álcool-gel para se proteger (*coruja*) e se fundamentam em suas experiências prévias para lidar com o novo (*elefante*). Desse modo, pais amadurecidos e bem equilibrados conseguem integrar razão e emoção. Ao contrário, pais mais estressados respondem de forma impulsiva/sem pensar (*raposa* desconectada da *coruja*), e em seguida ficam frustrados ou se sentem culpados por não terem dado um tempo para si mesmos para refletir sobre a situação vivenciada.

Talvez você conheça pessoas que se deram bem na vida porque sempre verificam seus pensamentos e sentimentos por meio do *teste de realidade*. Esse fato ocorre porque essas pessoas geralmente acolhem seus pensamentos e sentimentos sem julgá-los. Elas costumam voltar sua atenção para si mesmas pela respiração e percebem que entre a inspiração e expiração há um espaço para a *dúvida*. Elas criam esse espaço/tempo para pensar, quando seguram o ar antes de soltá-lo.

Você deve estar se perguntando: "Leila, porque é importante sentir *dúvida* quanto ao que pensamos e sentimos?".

Os pensamentos são eventos mentais, transferidos para o cérebro a partir das conexões afetivas estabelecidas com os nossos pais/cuidadores até mais ou menos 7 ou 8 anos de idade. Por exemplo, quando você era reconhecido pelos seus pais, era "impressa" uma sensação de aceitação/ser amado em seu mundo interior (*elefante*). E, se essa sensação foi repetida várias vezes, é como se elas "carimbassem" redes associativas em sua mente, que interferem em sua forma de pensar e sentir diante de situações atuais parecidas com aquelas vivenciadas na relação pregressa com eles[113].

É desse modo que a mente constrói modelos mentais do mundo externo, que, pela repetição, se transformam em *padrões de respostas*. Muitas vezes esses padrões são transgeracionais e chegam a se constituir como paradigmas/verdades inquestionáveis, difíceis de serem modificados. Por isso, algumas vezes é difícil dife-

---

[113] Esse fenômeno se chama *transferência psicológica*: conceito elaborado por Freud nos primórdios da psicanálise para designar, *grosso modo*, a repetição inconsciente de atitudes e sentimentos apreendidos pelo paciente na infância, no relacionamento com os pais, que surgem na sua relação com o psicanalista durante uma psicoterapia. Porém, tal fenômeno aqui é considerado na definição, mas expandido a todas as relações socioafetivas-culturais mantidas pelo indivíduo, seja no processo psicoterapêutico ou fora dele.

renciar fato de ficção (*fake news* que sabotam a nossa mente e até se transformam em valores culturais).

Você deve conhecer alguém que geralmente não ouve a justificativa completa de uma mensagem recebida e espalha boados pelo "telefone sem fio" (a partir somente de um trecho da mensagem ouvida). Essas pessoas costumam dar mais crédito às histórias cheias de emoção (pais) do que de razão (filhos). Muitas vezes, seu cérebro está estressado pela autocrítica e cria histórias porque ouve a voz mais antiga (pais) – emoções contidas na *amígdala* (*raposa* que luta e foge).

O nosso cérebro funciona no sistema binário (0 ou 1) e não entende a negação (0 = não), só a afirmação (1 = sim). Se você disser "Eu *não* sou um pai ruim", o cérebro entende: "Eu *sou* um pai ruim". Por isso, é importante usar a linguagem afirmativa: "Eu sou um pai *bom*".

Proponho que você faça o exercício a seguir para compreender como o seu cérebro processa as informações que recebe (paráfrase de informações verbais recebidas de acordo com Saks).

EXERCÍCIO 2

Relaxe e observe a sua respiração: respire três vezes normalmente, de forma espontânea, sem interferir no ritmo, apenas observando a expansão e a retração da caixa torácica. Eu vou lhe dizer três frases e peço que imagine uma frase por vez.

1. Luís estava atrasado e pegou o lanche sobre a mesa da cozinha e, em seguida, correu para a escola.
2. Ele apressou o passo, pois queria entregar o lanche antes de o portão da escola se fechar.

3. Ele percebeu que ele e a esposa impediam o filho de se responsabilizar pelas próprias ações quando lhe davam o lanche na mão, todas as manhãs, antes de o filho sair para a escola.

Ao ouvir essas frases, o seu cérebro:

a. Julgou e comparou as informações recebidas com experiências de seu passado.

b. Interpretou as informações recebidas de forma singular, de acordo com suas próprias experiências.

c. Foi fazendo adivinhações sobre o que acha do mundo sem se dar conta disso.

Algumas pessoas acham que o Luís da primeira frase é um *estudante*, mas, ao ouvir a segunda frase, pensam que "ele deve ser um cuidador", e só na terceira frase percebem que ele é o *pai do estudante*. De fato, os itens "a", "b" e "c" interferem na forma como escutamos e interpretamos uma informação recebida e agimos em relação a ela. É necessário escutar as três frases para diferenciar o que é fato do que é ficção (*fake news*).

Saks propõe que utilizemos o Modelo ABC das Emoções para dar respostas mais adequadas às situações experienciadas no cotidiano:

a. Representação mental da situação em si (fatos com detalhes que a câmera fotográfica filma).

b. Interpretação dada a uma narração que é criada na situação (foque nas sensações e sentimentos que ocorrem no momento atual vivido, e não em sua história pregressa).

c. Reações que ocorrem sob a forma de impulsos, emoções, pensamentos e sensações.

Atente ao seu comportamento e verifique se, ao observar um fato (A), você passa direto para C (reação impulsiva), sem se conscientizar de B (interpretação da cena vivida naquele momento). Geralmente pulamos direto de A para C quando estamos frustrados ou estressados com uma situação repetitiva, que não se resolve, porque não paramos para interpretá-la (B). E, assim, cria-se um *ciclo vicioso de turbulência*, que nos angustia (*raposa + elefante*). Por exemplo, ao ver seu filho chorando (A), você corre para socorrê-lo (C) sem antes parar para perceber o que aconteceu, e assim deixa de perceber que o choro de birra dele foi só para chamar a sua atenção (B).

Durante o dia, seu cérebro está em *atenção plena* e, ao aparecerem os rumores (*fake news*), você muitas vezes acredita que a situação nunca vai mudar e pensa "o meu filho consegue fazer comigo o que ele quer, na hora que quer. É sempre assim!", então se sente incapaz de resolver determinada situação e racionaliza:[114] "não consigo dar limites para ele porque tenho medo de ele se machucar se ficar sozinho" (*fake news*), então nada muda (nem mesmo você). Tudo isso ocorre de forma muito rápida e seguindo os três passos: observação do fato (seu filho está machucado?), diferenciação entre o comportamento de seu filho e o vivido por você em sua infância, e conduta necessária como mãe (cuidar do machucado dele ou evitar dar atenção ao comportamento inadequado de birra e cuidar de seu próprio espaço pessoal).

Durante a noite, a *amígdala* funciona e o *hipocampo* sedimenta a memória desses sentimentos negativos que determinam as suas *crenças*. No dia seguinte ocorre a *aprendizagem do padrão vicioso*, que é recebido como verdade absoluta em seu SNC. Isso ocorre devido aos

---

[114] Racionalização é mentira com afeto, que ocorre quando você quer explicar/justificar um "erro" difícil de ser aceito por você, para evitar frustração.

seus sentimentos de medo, culpa, raiva, vergonha, entre outros, que você negou por meio da racionalização. No entanto, saiba que os sentimentos de autoconfiança, gentileza e autocuidado poderão impedir que *fake news* se espalhem em seu cérebro.

Portanto, eu sugiro que você:

1. Tome firmemente a decisão de acabar com o seu *hábito*.
2. Reflita sobre a *recompensa* que terá (operada pela dopamina – substância do prazer –, que é comandada pelo que o cérebro manda fazer).
3. Convença-se da *vantagem de mudar* (o que você e seu filho vão ganhar com essa mudança).
4. Mas, se fracassar, deixe de dar desculpas ou se proteger do seu erro.
5. Experimente novamente, pois um *hábito* resiste à mudança e perde força à medida que você o substitui por outro comportamento que lhe traga mais ganhos.

A sua *convicção* se fortalece por meio de sua *experimentação* (por exemplo, quanto mais você põe a mão no buraco da tomada, mais percebe que recebe choque) e aos poucos você adquire *consciência aplicada*: ao ver os buracos de tomada, já sabe que ali dá choque. O efeito é automático e nos permite mudar o comportamento. Algo que ao longe nos parece grande se torna pequeno quando nos aproximamos e aos poucos percebemos, pela experimentação, o real tamanho das coisas que nos cercam.

As fases do intelecto nos permitem ver tudo o que é relativo, mas é na experiência sutil de nosso Ser que conhecemos o que de fato é real. A *meditação* favorece o autoconhecimento e permite que você se liberte de suas *crenças*, na relação consigo mesmo e com o outro. Ao modificar a sua *crença*, ela afeta a sua *opinião* e a sua *vontade*. Ignorância mais conhecimento levam você a mudar sua *opinião*. Pare de quicar a bola para evitar que ela bata novamente e continue a se movimentar. Quanto mais você pensa, mais tende a repetir. Portanto, observe os seus pensamentos e levante uma *dúvida*, para você mesmo evitar a repetição de hábitos, como "Vá lá, dê bronca em seu filho porque ele lhe desobedeceu de novo" (*pensamento*), "Mas será que eu posso mudar de *opinião* ao deixar de falar sempre as mesmas coisas para ele? Será que, se eu escutar o meu filho, a nossa relação poderá melhorar?" (*dúvida*).

Eu sugiro que você permaneça no *momento*, observe seu passado e seu futuro e deixe vir sua memória sem se envolver, pois assim você poderá fazer o oposto daquilo que magoa você e seu filho. **Lembre-se: Agir em cada momento é o maior poder do ser humano.**

A autoconexão potencializa o seu poder de autoridade como pai ou mãe, calcada nos valores que lhe permitem evoluir como ser humano. Abra os braços e compartilhe o que você tem de melhor com seu esposo ou sua esposa e com seu filho ou sua filha, pois é o time que constrói o projeto familiar. *A essência são as pessoas.*

Lembre-se, é na adversidade que você se desenvolve. Insultos e acusações aumentam os nossos conhecimentos à medida que modificamos os nossos pensamentos. Escolha arregaçar as mangas para colher bons frutos. Desperte o Ser que está dentro de você por meio de sua *intenção* e seu *propósito* para resolver seus problemas. Você é empreendedor e é capaz de buscar as respostas que estão dentro de você.

Portanto, ao melhorar as *causas* pelo entendimento, os *resultados* melhoram por consequência. Mantenha a suas *metas*. Lembre-se de que, ao desligar o ventilador, ele continua a girar por um tempo.

Quando estamos doentes, nós tomamos remédio. Um excelente "remédio" para a educação do observador de si (metacognição) é a meditação.

A meditação ativa os dois lados ou regiões cerebrais responsáveis pela razão e pela emoção do seu cérebro:

- Planejamento, atenção plena, concentração e mais presença.
- Afeto (empatia, diminuição dos impulsos e da ansiedade).
- Perspectiva: melhora a percepção de si, do outro e do ambiente (antecipação de consequências).

Sugiro que você pratique o **Exercício 3 – PARE** (paráfrase de informações verbais de Saks) durante pelo menos um minuto por dia, por oito semanas. Com ele, você observará como os seus pensamentos vêm e vão, sem julgar, e aprenderá a criar dúvidas.

EXERCÍCIO 3 – PARE

1. Relaxe e perceba os sons do ambiente, de seu corpo e de sua respiração.
2. Experimente uma postura corporal confortável que lhe permita ter clareza de suas percepções, seus sentimentos e pensamentos.
3. Imagine que sua cabeça toca o céu enquanto os pés tocam firmemente o chão.
4. Mantenha os olhos fechados ou fixos no horizonte.
5. Entre em contato com as sensações que o ambiente lhe provoca e acolha os seus sentimentos.
6. Faça pequenos movimentos para ajustar as diferentes partes de seu corpo e sinta-se cada vez mais confortável.

7. Preste atenção em cada uma das partes de seu corpo, do topo da cabeça à sola dos pés, e perceba novamente os seus sentimentos.

8. Respire sem julgar. Foque no ato que vive neste momento.

9. Observe como os seus pensamentos se desenrolam em sua mente.

10. Que frases você diz para si mesmo? Qual é o ambiente interno que você cria para os pensamentos prosperarem? Seus sentimentos são de medo, culpa, raiva e vergonha ou de autoconfiança, gentileza e autocuidado?

11. Escolha estar aqui para cuidar de você.

12. Amplie a consciência de seu corpo e dos ambientes externo e interno.

13. Mexa as pontas dos dedos das mãos e dos pés.

14. Olhe para si mesmo e verifique como está agora. Verifique se seu corpo quer fazer algum movimento e faça-o.

15. Abra bem os olhos e observe o ambiente onde você está agora, como se nunca o tivesse visto antes (cores, formas, tamanhos, espessuras, cheiros, gostos e sons, dos mais próximos aos mais distantes).

EXERCÍCIO 4

Sugiro também que você estabeleça um planejamento de duas a três caminhadas semanais, que durem pelo menos quarenta minutos cada uma.

Nessas caminhadas, você observará o ambiente do entorno (ampliando a percepção de cores, formas, tamanhos, espessuras, cheiros, gostos e sons dos mais próximos aos mais distantes). Fique em contato com seus sentimentos, pensamentos e percepções e, se possível, faça o registro de suas observações em um caderno de anotações. Verifique que objetos, pessoas e fatos diferentes surgem a cada nova caminhada, nos mesmos percursos realizados. E, ao mesmo tempo, perceba como mudam seus sentimentos, pensamentos e capacidade de percepção interna e externa, após 21 caminhadas que sigam ininterruptamente o seu planejamento.

A integração entre sentimentos, pensamentos e percepções reflete uma conduta emocional[115] adulta. Desse modo, você entenderá melhor para onde as suas ações o levam. Lembre-se: Tenha humildade e sabedoria para lidar melhor com sua resistência à *frustração*, o que lhe trará abertura para novas ideias e para colocá-las em ação.

EXERCÍCIO 5

Agora vamos introduzir a sua capacidade de diferenciação dos motivos que levam você a realizar determinadas ações cotidianas.

De modo geral, você realiza tarefas por *prazer*, *obrigação* ou *dever*. Responda aos Quadros 2, 3 e 4 para verificar se suas ações cotidianas são prazerosas ou se são determinadas por obrigação e/ou dever. Em seguida, verifique no Quadro 5 se suas ações foram determinadas na relação entre você e seus pais. E lembre-se: você pode mudá-las a qualquer momento!

Prazer: Trata-se daquelas atividades que lhe causam bem-estar, satisfação e por meio das quais você experimenta emoções mais positivas e funcionais no seu dia a dia. Elas costumam aumentar a

---

[115] É importante que você diferencie:
- *Emoção*: representação aguda de se comunicar afetivamente consigo mesmo e com seu filho.
- *Sentimento*: forma racional de se comunicar. Lembre-se de que sua mente, seu corpo e suas palavras são instrumentos do Ego, mas, enquanto pai ou mãe suficientemente bom, você é muito maior do que a sua raiva, seu orgulho, sua ganância e sua capacidade de manipulação.
- *Ressonância afetiva:* como percebo e lido com o afeto na relação com o meu filho.

sua produtividade porque você quer e gosta de realizá-las, mas que pode ter parado de fazê-las devido ao seu estado de ânimo atual. Agora, observe o quadro a seguir e avalie opções como:

1. Este evento não é prazeroso;

2. Este evento pode ser prazeroso;

3. Este evento é muito prazeroso.

Sinta-se à vontade para acrescentar outras atividades que considere importantes, incluindo aquelas que você gostava de fazer antes e que parou de fazer por alguma razão:

Quadro 2. Lista de atividades prazerosas

ATIVIDADE	NOTA	ATIVIDADE	NOTA
Sentar-se à porta de casa ou em uma praça		Sorrir para as pessoas	
Jogar pingue-pongue, sinuca, videogame		Resolver um problema pessoal	
Ler um livro de ficção (romance/aventura)		Ajudar alguém a resolver um problema	
Reorganizar ou decorar o quarto		Rir	
Encontrar um amigo ou pessoa querida		Fazer artesanato	
Assistir a uma partida de futebol ou outro esporte		Cozinhar algo diferente	
Ver um filme de ação/romance/aventura		Planejar e/ou organizar algo	
Viajar		Brincar com animais de estimação	
Andar descalço		Correr ou caminhar	
Observar a natureza (parque, zoológico)		Pilotar moto ou dirigir um carro	

Observar as pessoas		Cantar ou ouvir música	
Vestir uma roupa bonita		Escrever em um diário	
Pentear o cabelo e se arrumar		Usar as redes sociais	
Trabalhar com os outros em equipe		Iniciar um novo projeto	
Costurar		Fazer natação	
Ganhar uma competição		Dançar	
Ajudar um projeto social		Praticar esporte ou ir à academia	
Vender ou trocar alguma coisa		Fazer sexo	
Fazer compras		Falar sobre sexo	
Sentar-se ao sol		Falar sozinho	
Ir ao clube		Dizer às pessoas o que fazer	
Tomar um banho demorado		Conversar com pessoas vizinhas	
Fazer um passeio		Estudar	

Verifique se a maioria de suas sensações de prazer se localiza em algum setor específico: A-R, Pr, S-C ou O. Esse setor é aquele em que você tem melhor adequação da adaptação? Faça uma autoanálise e verifique quais atitudes são mais adequadas para você atingir as suas metas.

Obrigação: As imposições que envolvem obrigatoriedade determinadas de acordo com as necessidades e preocupações de uma pessoa, um grupo ou uma cultura. Muitas vezes, elas fazem parte de uma rotina ou de regras de convivência social, como tarefas, serviços, atividades, ofícios, funções, trabalhos, afazeres, empregos, profissões, agendas e negócios que você precisa realizar, mas que nem sempre tem vontade de fazer.

Agora, observe o quadro a seguir e classifique as opções como:

1. Este evento não é obrigatório;
2. Este evento pode ser obrigatório;
3. Este evento é obrigatório.

Sinta-se à vontade para acrescentar outras atividades que considerar importantes, incluindo aquelas que você fazia e deixou de fazer por algum motivo.

Quadro 3. Lista de atividades obrigatórias

ATIVIDADE	NOTA	ATIVIDADE	NOTA
Fazer tarefa escolar		Lavar a louça	
Cursar disciplinas básicas		Lavar roupas	
Varrer e limpar o chão		Passar roupas	
Escovar os dentes		Cumprir os compromissos	
Cuidar da conservação de objetos		Esvaziar o lixo	
Fazer faxina		Dormir no mínimo seis horas diárias	
Cumprir a agenda		Tomar banho	
Arrumar a cama		Alimentar-se com bons nutrientes	

Verifique se a maioria de suas sensações de obrigação se localizam em algum setor específico: A-R, Pr, S-C ou O. Qual é a sua adequação da adaptação nesse setor? Faça uma autoanálise e verifique quais atitudes são mais adequadas para você atingir as suas metas.

Dever: Atos responsáveis que lhe são atribuídos por valor moral e que precisam ser executados em virtude de ordem e preceito. O dever se caracteriza por incumbências, atribuições e/ou compromissos que, se deixarem de ser cumpridos, implicam ônus ou encargo pessoal. Geralmente envolvem sentimentos de respeito, cortesia, delicadeza, deferência, consideração, atenção, cordialidade e solicitude diante de uma dificuldade, problema ou diferença social, de gênero e/ou racial. Agora, observe o quadro a seguir e classifique as opções como:

1. Este evento não é um dever;

2. Este evento pode ser um dever;

3. Este evento é um dever.

Sinta-se à vontade para acrescentar outras atividades que considerar importantes.

Quadro 4. Lista de deveres do ser humano

ATIVIDADE	NOTA	ATIVIDADE	NOTA
Educar e proteger os filhos		Permitir que os filhos tenham os próprios desejos	
Permitir e cuidar da existência dos filhos e de seres indefesos		Proteger o meio ambiente e todo o patrimônio público	
Permitir que seus filhos mostrem as necessidades deles		Demonstrar solidariedade e respeito aos direitos dos outros	
Mostrar intimidade com seus filhos		Pagar os impostos e as dívidas	
Ajudar os filhos a serem independentes		Cumprir as leis	

Em seguida, verifique se a maioria de suas sensações de dever se localizam em algum setor específico: A-R, Pr, S-C ou O. Qual é a sua adequação da adaptação a esse setor? Faça uma autoanálise focada em sua consciência crítica e verifique quais atitudes são mais adequadas para você atingir as suas metas. Para ajudá-lo em sua autoanálise, leia os dados sintetizados no quadro a seguir:

Quadro 5. Os direitos do ser humano

N	DIREITO	IDADE	CONFLITO
1	Existir	0 a 1 mês e meio	existência x necessidade
2	Mostrar necessidade	1 mês e meio a 3 meses	necessidade x independência
3	Intimidade	3 a 6 meses	autonomia x intimidade
4	Liberdade	6 a 8 meses	proximidade x liberdade
5	Entrega ao amor	8 meses a 7 anos	liberdade x entrega
6	Satisfação dos desejos	0 meses a eternidade	desejo x satisfação

Fonte: adaptado de Lowen (1982).

Os direitos apresentados no Quadro 5 são desenvolvidos no ser humano desde o nascimento até a morte. A evolução dos cinco primeiros direitos depende da qualidade e quantidade de contatos afetivos-relacionais (A-R) estabelecidos entre a criança e seus cuidadores. A sua existência (1) dependeu da decisão de seus pais naturais, e a satisfação de suas necessidades básicas (2) dependeu da qualidade e quantidade de cuidados recebidos. Em ambientes hostis, o bebê pode apresentar conflito entre as fases (1) e (2) porque pode sofrer violências/perder a própria vida se mostrar suas necessidades. O contato afetivo íntimo/profundo (3) se estabelece por meio da estimulação da linguagem e dos movimentos do bebê na realidade externa objetiva, que favoreçam a sua capacidade de autonomia. A criança se torna mais livre e independente (4) quanto mais ela sentir a segurança afetiva (3) pela maior capacidade de aceitação/amor dos pais. E quanto mais livre (4) a criança é, mais ela se entrega à vida e ao amor, tendo noção dos limites entre o que machuca e o que causa prazer e desenvolvimento (5). Assim, o menino e a menina seguem as pulsões de vida para satisfazer aos próprios desejos (6) e se sentem mais satisfeitos na relação humana em diferentes ambientes socioculturais.

Agora que você pôde entender a diferença entre *prazer*, *obrigação* e *dever*, escolha cada vez mais realizar as obrigações e deveres de forma nova e satisfatória. Desse modo, criará mais espaço de prazer e expansão de vida por meio de ações educativas mais produtivas. E aproveite melhor o seu tempo de vida por meio da *meditação ativa*, fazendo uma coisa por vez.

1. A cada nova tarefa, especialmente na relação com seu filho, fique focado no que estiver fazendo a cada momento, em vez de focar no passado ("Isso não vai dar certo conforme já verifiquei no passado, portanto devo desistir de lutar ou simplesmente fazer de forma desconectada de mim mesmo para acabar logo com isso") ou de focar no futuro ("Será que vai dar certo? Será que vai dar tempo de eu terminar esta tarefa? Estou inseguro e queria já estar no futuro para verificar se eu consegui me sair bem").

2. Desligue-se do pensamento que vai e volta como as ondas do mar, fique atento ao que está fazendo aqui e agora e faça o melhor dentro de seus próprios limites.

3. Respire e saiba que seu plano é maior do que o que está fazendo neste momento, mas cumpra cada passo com afinco, sendo inteiro e dando o melhor de si mesmo.

Com esses exercícios, retome seus desejos pela pulsão de vida: sonhe e negocie em detalhes consigo mesmo e com seus parceiros para que seus desejos possam ser implantados na realidade externa, em qualquer ciclo de sua vida.

Você quer ter um filho? Você quer desenvolver ações educativas produtivas para que seu filho cresça saudável? Você quer se comunicar melhor com seu filho? Você quer inspirar seu filho por meio de trocas verdadeiras? Você quer cooperar com seu filho para solidificar os projetos dele, independentemente do que você queira para ele? Você quer ver o seu filho realizado em seus empreendimentos?

Lembre-se, os conflitos se estabelecem na relação consigo mesmo e entre o ser humano e os seus cuidadores, e sua perpetuação provoca traumas e a formação de traços que se repetem internamente de forma automática em sua conduta.

Faça com seu filho aquilo que você gostaria que tivessem feito com você. *Você tem a obrigação de, no mínimo, ser melhor com seu filho do que seus pais foram com você!*

Capítulo 10

PASSO 2:
Crie um espaço externo para estabelecer uma conexão afetiva com seu filho

A comunicação assertiva é uma das principais qualidades de pais suficientemente bons, porque eles se expressam de forma honesta, clara e vão "direto ao ponto", porém sem ferir os direitos e singularidades dos filhos. Além disso, desenvolvem uma consistência entre o que falam, fazem e pensam, de modo que há uma consistência entre as suas linguagens verbal e não verbal.

Uma comunicação assertiva é aquela que consegue passar as informações com respeito, de forma dinâmica e sucinta, para obter o resultado esperado. Desse modo, ela facilita o relacionamento interpessoal e a manutenção de um canal de comunicação aberto no ambiente familiar. Um clima afetivo estressante e tenso dificulta a sincronicidade entre pais e filhos, gera baixa aprendizagem e pouca produtividade.

No Passo 1, você percebeu que uma boa conexão com seu filho depende de uma boa conexão consigo mesmo. Além disso, compreendeu que a autoconexão permitirá que você nunca se sinta sozinho, porque, se estiver bem conectado consigo mesmo, sempre estará em boa companhia.

Você viu algumas dicas de como se conectar consigo mesmo como o primeiro passo do processo de comunicação para agora, no **Passo 2**, aprender como adaptá-lo adequadamente ao seu filho, de acordo com o contexto em que se relacionem. Mas, quero alertá-lo de que, se você quer de fato se conectar com seu filho, a comunicação entre vocês só será assertiva se você "tocar" o coração dele.

No Passo 2, vou mostrar como a diferenciação entre você e seu filho favorecerá a boa percepção de si e dele como seres separados, ou seja, com espaços pessoais próprios. Então, para facilitar o desenvolvimento de seu filho é preciso que você o deixe se tornar independente de você, evitando interferir em tudo o que ele fizer. Só dessa forma ele poderá crescer em um ambiente saudável, com amorosidade e alegria.

Observe e verifique: o seu filho deixa de ouvir você quando você interfere em tudo o que ele faz, principalmente em assuntos pequenos, que deviam ser evitados?

Em caso positivo, deixe o seu filho tomar as decisões do que seja bom para ele (desde que não prejudique a ele e a ninguém), possibilitando que ele aprenda a fazer escolhas desde pequeno. Por exemplo, quando ele era bebê, você lhe dava comida na boca e aos poucos foi deixando que ele aprendesse a usar as próprias mãos, para em seguida aprender a utilizar os talheres. Naquele momento, você se obrigou a colocar vários sabores para ele experimentar e observou o que mais lhe agradava.

De agora em diante – pois nunca é tarde para recomeçar –, procure aplicar esse princípio em todas as situações da vida dele, para que no futuro ele possa tomar as próprias decisões sobre religião, casamento e profissão. Então, comece agora a ajudar seu filho a fazer escolhas.

Além disso, evite lembrar seu filho de tudo o que você faz ou fez por ele por obrigação, pois é desnecessário que ele saiba disso. O que você dá para o outro está dado, e consequentemente passa a ser do outro, e ele faz o que quiser com o que você lhe deu. Logo, ajude o seu filho, mas evite ajuda desnecessária.

Se você der tudo o que tem para o seu filho, depois terá que ficar pedindo coisas para ele. Lembre-se sempre: quem é o pai ou a mãe aqui? Você ou a criança?

Sua saúde e seus bens materiais são seus e continuarão a ser construídos e usufruídos durante toda a sua existência. Viva sua própria vida, em vez de querer viver a vida dele. É importante que você o apoie até ele arrumar um trabalho, ter condições de sobreviver sozinho e estar bem.

Deixe-o ter o prazer de superar as próprias dificuldades e apoie-o sempre que for necessário, dando bons modelos. Dê espaço e tempo para ele observar, pensar e experimentar; para depois verificar o que ele quer, pode e acha. Ao errar, ele ficará frustrado, então você deve apoiá-lo para que ele aprenda com o próprio erro e tente novamente, para ter mais sucesso da próxima vez.

Pare de interferir o tempo todo na vida do seu filho. Cuide de seu próprio espaço pessoal, conjugal, social e profissional. Ajuste o que é seu e o que é dele, para evitar que haja alguém em falta.

Mude a sua intenção interna com equanimidade e amplie sua consciência prática, por meio da comunicação assertiva, sempre que houver necessidade. Segundo Eduardo Shinyashiki[116],

---

[116] SHINYASHIKI, E. **O poder do carisma**: conquiste e influencie pessoas sendo você mesmo. São Paulo: Gente, 2018.

"o ponto central para aflorar a equanimidade na própria vida é compreender e aceitar que tudo está em contínua mudança". Com o tempo, seu filho vai prosperar e se sentir grato pelo apoio recebido e poderá até lhe ensinar novos conhecimentos que ele aprendeu, desaprendeu e reaprendeu.

Você deve estar se perguntando: "E então, Leila, como eu posso ter uma boa comunicação com meu filho?".

Mehrabian[117] publicou um estudo do qual resultou o conhecido gráfico da importância relativa dos vários componentes da *comunicação*. Com base em uma pesquisa feita na Universidade da Califórnia, apenas 7% da comunicação é baseada nas palavras que realmente dizemos, visto que 38% vêm do tom de voz e 55% da linguagem corporal. Aprender como interpretar essa leitura dos 55% lhe dará uma enorme vantagem.

Essa pesquisa mostrou a importância de prestar atenção na comunicação não verbal, para melhorar ainda mais a nossa capacidade de comunicar-se de forma assertiva, criar relação e empatia com quem nos ouve e aumentar a nossa capacidade de influência, para que nossos filhos assimilem nossos valores culturais essenciais e se tornem pessoas humanas e honradas.

Aprendi em minha vida pessoal e profissional que a comunicação assertiva depende inicialmente de duas habilidades básicas: o *ouvir ativo* (que você conhecerá a seguir) e *a Mensagem na 1ª Pessoa do Singular* (que vou apresentar no Passo 3), que se fundamentam na *linguagem de aceitação*, segundo Gordon.

Lembre-se: é preciso que seu filho se sinta aceito por você para ter a sensação básica de continentè de segurança e proteção amorosa para crescer.

[117] MEHRABIAN, A. **Nonverbal communication**. New Jersey: Transaction Pub, 2007.

O amor incondicional, no entanto, é um mito, pois sempre há comportamentos de seu filho que você não aceita. Então, os pais podem ser mais ou menos aceitadores, de acordo com suas características internas e externas.

Para melhor compreender a maior ou menor capacidade de aceitação dos pais, vamos supor três tipos de pais – **A, B e C** –, representados pelos retângulos a seguir:

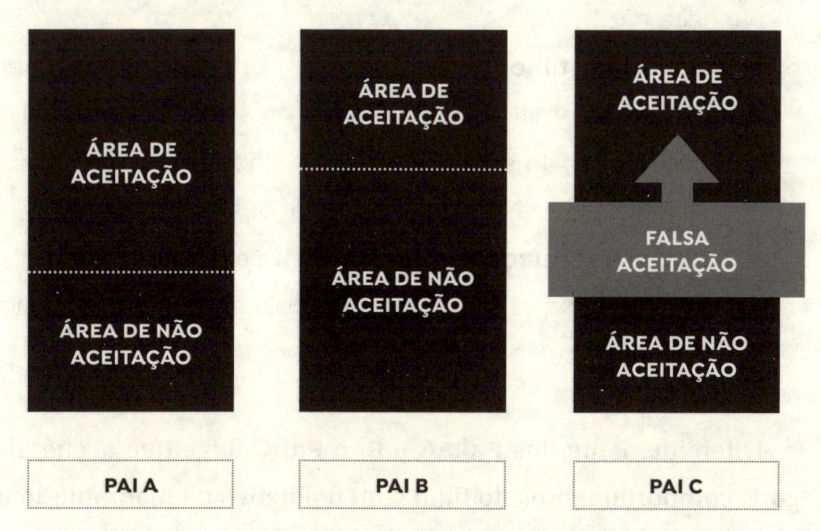

Figura 8. Diferentes tipos de capacidade de aceitação dos pais

Fonte: adaptado de Gordon (1975).

O **Pai A** tem uma área de aceitação maior, portanto podemos supor que ele ouve mais as opiniões do filho, assim como dá as próprias opiniões para ele, antes de fazerem acordos.

Já o **Pai B** apresenta uma área de não aceitação maior, portanto, supomos que ele é mais autoritário na inter-relação com o filho e tenderá a impor as próprias opiniões para ele.

Apesar de os **Pais A** e **B** terem comportamentos opostos, eles são autênticos em suas singularidades e poderão se tornar mais aceitadores (ampliarem a área de aceitação) e conseguir se comunicar melhor com os filhos, à medida que aprenderem a utilizar as etapas do Método Contra FAST.

Segundo Gordon, são três os fatores que dirigem a linha de aceitação para cima ou para baixo:

a. **Mudanças nos pais:** devido a questões que independam do filho, tais como tensão pré-menstrual, cansaço, dificuldade financeira etc.

b. **Mudanças no filho:** o mesmo comportamento pode ser aceito quando emitido por um filho mais sincero e confiável e não aceito quando emitido por outro filho que minta ou ponha sempre a culpa de suas inadequações nos outros.

c. **Mudanças na situação ou no ambiente externo:** por exemplo, você aceita que seu filho jogue bola no quintal, mas não aceita que ele jogue bola na sala de jantar.

Diferentemente dos **Pais A** e **B**, o **Pai C** finge que aceita alguns comportamentos do filho com o objetivo de manipulá-lo e cria uma área de *falsa aceitação*, o que despertará o sentimento de *desconfiança* em seu filho e o afastará emocionalmente dele. Lembre-se, a comunicação assertiva só se estabelecerá e se manterá se for feita pelo coração. Observe: quanto mais jovem é o seu filho, mais ele demonstrará essa desconfiança genuína por meio de gestos de afastamento corporal, que será determinada pela falta de consistência entre a comunicação verbal e não verbal de pais como o **Pai C**.

Gordon listou doze categorias de respostas de não aceitação normalmente utilizadas por grande parte de pais e que são confirmadas por mim em treinamentos de líderes (pais, professores e gestores):

Quadro 6. Linguagem de não aceitação que bloqueia a comunicação[118]

N	CATEGORIA	EXEMPLO DE NÃO ACEITAÇÃO	SENTIMENTOS CONSEQUENTES
1	Dar uma ordem ou impor uma direção	"Siga o que eu faço e falo, evite seguir a cabeça de seus amigos para que tenha sucesso como eu."	Filho se sente pouco importante e dependente dos desejos dos pais, geralmente mantém-se submisso e com dificuldade de tomar decisões sozinho.
2	Ameaçar	"Você vai ficar sem viajar nas férias se deixar de fazer a tarefa."	Filho submisso, amedrontado ou hostil.
3	Dar conselhos, oferecer soluções ou sugestões	"Você não deve ter amigos agressivos ou briguentos como o Fulano."	Filho dependente da autoridade dos pais e inseguro para resolver seus problemas.
4	Dar argumentos lógicos	"Se deixar sua mochila no pátio, alguém pode roubá-la; é melhor prevenir do que remediar."	Filho sente-se ignorante e errado.
5	Julgar ou criticar	"Você não sabe fazer nada direito."	Filho sente-se estúpido, inferior, mau e inadequado.
6	Ridicularizar	"Você é desastrado."	Filho com autoconceito e autoimagem negativos.
7	Dar um sermão ou pregar moral	"Um bom menino não mente para os pais."	Filho se julga culpado, mau e sente que não merece sua confiança.
8	Questionar, interrogar	"Por que você estava chorando em seu quarto?"	Filho sente que você tem dúvidas, suspeita ou desconfiança dele.
9	Fugir do assunto	"O céu está tão bonito! Acho que não teremos problemas hoje!"	Filho se sente desrespeitado, chora baixinho porque você não se interessa por ele e não diz por que/para que precisa de você.

[118] Essas mensagens só terão efeitos negativos quando seu filho tiver uma situação-problema não resolvida, por exemplo quando estiver infeliz, preocupado, frustrado, com raiva, temeroso, magoado etc. Os pais geralmente percebem sinais/pistas/mensagens que indicam que algo não vai bem com seu filho. Porém, se seu filho estiver na área de não problemas, essas mensagens não vão prejudicá-lo, ainda que algumas vezes sejam inadequadas.

10	Elogiar	"Um menino tão inteligente não faria tal besteira!"	Filho sente-se ignorante e envergonhado, e não vai procurar você para pedir ajuda quando precisar.
11	Interpretar, analisar	"Você faz isso só para chamar a atenção de todos."	Filho sente-se exposto ou incompreendido.
12	Consolar, dar apoio	"Não fique assim. As coisas vão melhorar. Você vai se sentir melhor amanhã."	Filho não se sente compreendido e acha que os pais querem reprimir seus sentimentos.

Gordon[119] propôs o *ouvir ativo* para o desenvolvimento da linguagem de aceitação dos pais em relação aos filhos. Ele considera fundamental que os pais ouçam os filhos, para que consigam compreender o que eles sentem, pensam e o que de fato acham que podem fazer. Só depois de ouvi-los, os pais poderão adequar a ação educativa direcionada para o desenvolvimento eficaz dos filhos.

Quando os pais aceitam o filho como ele é, o ajudam a crescer, se desenvolver e se modificar de maneira construtiva – em outras palavras, quando seu filho se sente verdadeiramente aceito por você como ele é, ele se torna livre para mudar na direção que deseja para crescer. Essa contradição nem sempre é aceita pelos pais que usam a linguagem de não aceitação.

Eu apliquei essa forma de comunicação assertiva no grupo de mães de uma escola pública da periferia de São Paulo quando desenvolvi minha dissertação de mestrado na PUC. Nela, pude demonstrar como o uso do poder psicológico de autoridade das mães favorece o processo ensino-aprendizagem dos filhos, e que suas ações educativas inovadoras se expandem em redes autossustentáveis na comunidade.

Na Figura 9, esquematizo a proposta do *ouvir ativo* para facilitar a sua compreensão.

[119] Fonte: adaptado de Gordon (1975).

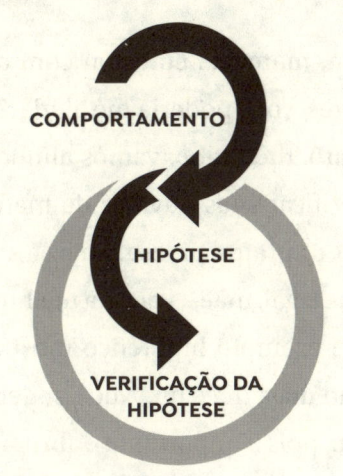

levantar uma hipótese (questão de dupla entrada: *sim* ou *não*) e fazer a sua verificação com o expedidor

Figura 9. Proposta do *ouvir ativo*

Fonte: adaptado de Gordon (1975).

Levante um comportamento de seu filho que você supõe que indique uma situação-problema e, em seguida, verifique com ele o porquê desse comportamento (hipótese).

Por exemplo, vamos imaginar um diálogo hipotético entre você e seu filho, quando ele lhe pergunta: "Mamãe, o almoço está pronto?".

Você reflete por que ele fez tal pergunta – "Será que ele não comeu o lanche na escola?", "Será que ele está querendo verificar se eu fiz seu prato preferido?", "Será que ele quer comer logo para ir brincar depois?", entre outras hipóteses possíveis.

Em seguida, você verifica com ele a sua hipótese escolhida: "Filho, você quer comer agora porque quer jogar bola com seus amigos?" (hipótese/questão de dupla entrada: verdadeiro/sim ou falso/não.)

Desse modo, você "abre portas" para ele se comunicar com você: "Não, mamãe, eu estou com fome e quero comer antes de começar a estudar para a prova de matemática de amanhã".

Você poderá, assim, continuar um diálogo com ele por meio de uma nova hipótese: "Filho, você está com dificuldade em expressão aritmética porque faltou à revisão de segunda-feira?".

"Sim, mamãe... eu estou com dúvidas de como usar chaves e colchetes, você poderia me ajudar?"

"Claro, meu filho, vamos almoçar com calma e em seguida eu vou verificar suas dúvidas de matemática com você. Ajude-me a colocar os pratos à mesa. Eu fiz a sua comida predileta!"

"Que legal, mãe... você é a melhor mãe do mundo!" (Se abraçam.)

Esse exemplo hipotético mostra como é simples usar o *ouvir ativo* no dia a dia e que você poderá levantar hipóteses sem medo de errar, pois o importante é abrir portas para o seu filho falar sobre ele com você.

E, se ele não quiser falar, você poderá levantar outra hipótese: "Você não quer falar comigo sobre isso agora porque é um assunto seu, em que eu não devo me intrometer?". Ao responder, ele poderá falar o que o incomoda ou dizer: "Sim, eu prefiro falar sobre isso com o papai". Então, você não deverá insistir, pois sabe que poderá ouvi-lo sempre que for possível para em seguida ajudá-lo, caso ele precise da sua ajuda.

Para verificar a sua compreensão do *ouvir ativo*, sugiro que faça o teste a seguir.

TESTE

Escolha um comportamento inadequado de seu filho que possa indicar que ele está com uma situação-problema e que precisa de sua ajuda para resolvê-la.

Verifique em qual dos setores a seguir esse comportamento se localiza:

1. **Afetivo-relacional (A-R):** o conjunto dos sentimentos, atitudes e ações em relação a si mesmo e a outras pessoas da família ou fora dela.

2. **Produtividade (Pr):** refere-se à principal atividade produtiva de seu filho, por exemplo, estudar.

3. **Sociocultural (S-C):** refere-se ao fato de ele seguir as regras e os valores familiares.

4. **Orgânico (O):** refere-se ao próprio corpo, à higiene, ao jeito de se vestir, aos cuidados com a saúde física e mental.

Considerando o comportamento inadequado escolhido por ele para a resolução de seus problemas, verifique o grau de adaptação de seu filho pelo modo como *ele encontra soluções para os problemas que ele cria para si mesmo*, à medida que:

1. Realmente resolvam o problema dele, apesar de você nem sempre concordar.

2. Tragam satisfação, gratificação e prazer para ele.

3. Sejam isentas de conflitos intrapsíquicos (de acordo com o quadro de valores internos de seu filho) e de conflitos extrapsíquicos (de acordo com o quadro de valores familiares).

Da relação entre esses três critérios resultam três tipos de adequações de situações-problema possíveis:

a. **Resposta adequada:** quando atende aos três critérios – resolve, gratifica, sem conflitos.

b. **Resposta pouco adequada:** quando atende a dois dos três critérios – resolve e gratifica, mas cria conflitos, ou é isenta de conflitos, mas não gratifica.

c. **Resposta pouquíssimo adequada:** quando seu filho apenas resolve, porém permanece insatisfeito e com conflitos.

Quadro 7. Três tipos de adequação possíveis apresentadas por seu filho para resolver os próprios problemas

RESPOSTAS	CRITÉRIOS		
	RESOLUÇÃO	SATISFAÇÃO	SEM CONFLITOS
Adequada	+	+	+
Pouco adequada	+	+	−
		−	+
Pouquíssimo adequada	+	−	−

Fonte: adaptado de Simon (2005).

Coloque um x no tipo de adequação que seu filho apresenta para resolver os problemas dele.

Se existir pouca ou pouquíssima adequação em mais de um setor (A-R, Pr, S-C, O), verifique a relação entre eles e em qual setor está a situação-problema de seu filho.

Agora você poderá iniciar o *ouvir ativo* com seu filho, mas, antes de começar, eu lhe proponho que seja mais empático: troque de lugar com seu filho e ouça-o como se ele fosse o seu pai. Seja mais humilde, ouça-o falar e aprenda com ele o que está causando os problemas em suas inter-relações. Levante as próprias hipóteses e verifique-as com ele. Em seguida, façam *combinados* que devem ser cumpridos por todos os envolvidos.

Pare de usar a linguagem que reforça o seu poder de autoridade: "Eu sou seu pai/sua mãe e sei o que é bom para você!"; "Eu tenho experiência, sou mais velho(a) e sei mais do que você!". Nessa situação, você corre o risco de ouvir de seu filho: "Pai/mãe, antigamente tudo era antigo!". Ou você ainda considera que deve fazer as coisas de seu jeito, pela certeza de que terá controle sobre elas? Essa é uma doce ilusão, e a prova disso é que todos temos certeza da morte, mas não temos nenhum controle sobre ela.

Você poderá conseguir que seu filho faça o que você quer uma ou duas vezes, mas depois vocês viverão em conflito e insatisfeitos. Verifique o que você quer de fato realizando o Exercício 6.

EXERCÍCIO 6

Agora eu proponho que você pegue uma folha de papel em branco e responda às questões a seguir:

1. Eu quero sair do "ponto de instabilidade" em que me encontro neste momento de minha vida?

   1.1 Em que eu preciso melhorar? Por exemplo: trabalhar meu orgulho, minha arrogância, a raiva, a manipulação e a autoestima negativa que me fazem permanecer como pai ou mãe autoritário(a), cheio(a) de razão e que me impedem de "escutar" o meu filho.

2. Quem são os pais "fora de série" que eu conheço?

   2.1 Seus pais foram "fora de série" na sua educação? Eles repetiram com você a mesma forma de educar que receberam dos pais deles?

3. Imagine-se como um pai bom ou uma mãe boa daqui a três anos e observe como o seu novo modo de agir influenciou positivamente os comportamentos de seu filho. Em seguida, agradeça em voz alta a todos os pais "fora de série" em quem você se espelhará nos próximos três anos, dizendo, por exemplo, "Obrigada, Fulana e Beltrana, por me ajudarem efetivamente em minha transformação como melhor mãe nos próximos três anos, de 2023 a 2026. Vocês são 'fora de série' para mim e eu sou uma vencedora". Mande uma mensagem agora, para si mesmo, em seu e-mail.

Capítulo II

PASSO 3:
A negociação de propostas pelo método "ganha-ganha"

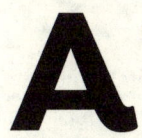**A**gora que você consegue se conectar com suas necessidades básicas e com as de seu filho, pare e pergunte-se:

EXERCÍCIO 7

1. Às vezes eu me sinto sobrecarregado e frustrado na tarefa de educar meu filho?

2. Quando meu filho quer que eu atenda às suas necessidades, às vezes ele se torna aborrecido, desastrado, agressivo, egoísta, barulhento, distraído ou capaz de comportamentos destrutivos? Nessas situações, eu me sinto irritado, frustrado e às vezes desesperançado?

3. Às vezes, sinto que alguns desses comportamentos, além de outros comportamentos inaceitáveis de meu filho, interferem ou podem interferir nas minhas legítimas necessidades?

4. Eu percebo que nessas situações me sinto incapaz de ouvir os sentimentos dele, mas percebo que não posso ignorar ou fingir que os comportamentos dele não causam problemas para mim?

5. Então, nesses casos, eu utilizo mensagens de não aceitação, mas percebo que elas são ineficazes para resolverem as necessidades de meu filho e muito menos ao meu desejo de ser um bom pai ou uma boa mãe?

Lembre-se: você é um ser humano passível de falhas e que, apesar de suas boas intenções, precisa aprender a utilizar a linguagem de aceitação quando o comportamento de seu filho causar problemas para você. Coloque-se no lugar de seu filho e perceba que a linguagem de não aceitação falha porque não soluciona o seu problema, além de humilhar seu filho ou ser indireta.

Quadro 8. Linguagem de não aceitação, quando o comportamento de seu filho ou sua filha causa problema para você

N	CATEGORIA	EXEMPLO	TIPOS E CONSEQUÊNCIAS
1	Dando ordem	"Sente-se já e cale a boca!"	Mensagem que não soluciona o problema (envia dois tipos de comunicação): **1.** "Você é muito estúpido para saber como me ajudar". **2.** "Eu sou a autoridade: mude seu comportamento porque eu quero assim". O filho obedece imediatamente e fica quieto, mas repete o mesmo comportamento quando os pais não estão vendo.
2	Ameaçando	"Se não obedecer, ficará de castigo."	
3	Dando sermão	"Na sua idade, você já deveria saber se comportar melhor."	
4	Usando argumentos lógicos	"Brinquedos são para brincar, não para estragar."	
5	Aconselhando/ solucionando	"Faça a tarefa agora: primeiro a obrigação e depois a diversão."	

6	Julgando, criticando, culpando, ridicularizando	"Você é insuportável... Sempre começa a confusão aqui."	Mensagem que humilha: **1.** O filho entende: "Eu não presto para nada... Eu não sou bom". **2.** É danosa para a autoimagem e o autoconceito e prejudica o desenvolvimento.
7	Interpretando, analisando	"Você age como um macaco."	
8		"Você é assim porque seus avós o mimam demais."	
9	Distraindo/ desviando o assunto	"Eu sei que o jogo é nesta tarde, mas vamos esquecer e continuar fazendo a lição?"	Mensagem indireta: Os pais esperam que o filho entenda a dificuldade que está causando e mude o comportamento que lhes causa problema. O filho, além de não entender, acha que o pai/a mãe não é confiável, nem aberto ou sincero.
10	Satirizando	"Espero que quando você for pai/mãe tenha filhos como você."	
11	Elogiando	"Você não aproveita a boa cabeça que tem."	
12	Questionando	"Por que você está sentado na poltrona de seu pai?"	

Fonte: adaptado de Gordon (1975).

O que esses tipos de mensagem têm em comum?

Elas são mensagens que focam no comportamento de seu filho que causa problema para você, e *não em como esse comportamento o afeta*. Portanto, são Mensagens na 2ª Pessoa do Singular (*você*), e não na 1ª Pessoa do Singular (*eu*).

Você já observou que muitos pais, quando estão descontentes com o comportamento inadequado do filho, utilizam a 2ª pessoa do singular (você) para educá-lo? Essa linguagem de não aceitação desvela o poder de autoridade dos pais sobre os filhos e, por isso, falha e impede que haja uma *negociação* eficaz, impede o favorecimento da criação de um clima afetivo saudável no lar. Por isso, nesse tipo de abordagem se perpetua: o pai ou a mãe sempre ganha e o filho sempre perde, ou o filho sempre ganha e o pai ou a mãe sempre perde.

Gordon[120] propôs o Método *No-Lose*, traduzido como método "ganha-ganha", em que cada um cede um pouco até chegarem a um combinado bom para os dois. Desse modo, você, que já aprendeu a lidar com a frustração no Passo 1, poderá agora ensinar seu filho a aceitar melhor as próprias frustrações no **Passo 3**.

Para aplicar o método "ganha-ganha", além de utilizar o *ouvir ativo*, é preciso que você aprenda também a proposta de Gordon denominada Mensagem na 1ª Pessoa do Singular (eu).

Suponha que, enquanto você está ajudando seu filho mais velho a estudar matemática para a prova de amanhã, seu filho caçula entra o tempo todo no quarto de estudo, solicitando sua atenção. Você se sente frustrado porque o comportamento de interrupção dele está causando problemas para você cumprir o combinado com seu filho mais velho.

Vamos então verificar, juntos, como seria você utilizar a Mensagem na 1ª Pessoa do Singular: "Eu fico frustrado quando você me interrompe, por isso eu grito com você".

Seu filho perceberá que você está bravo, gritando com ele (*efeito concreto e tangível*) porque ele está interrompendo seu combinado com o irmão dele (o *comportamento* inadequado dele – interromper – é a causa do efeito concreto, e não a *pessoa* dele como um todo). Quando *você expressa os seus sentimentos de forma franca*, demonstra para o seu filho a avaliação de si mesmo, o que ajuda

---

[120] GORDON, T. **P.E.T. Parent Effectiveness Training**: the tested new way to raise responsible children. New York: Plume Book New American Library, 1975.

seu filho a tornar-se mais atencioso e modificar o comportamento inadequado dele.

Na Figura 10, eu esquematizo a proposta da Mensagem na 1ª Pessoa do Singular, para facilitar a sua compreensão.

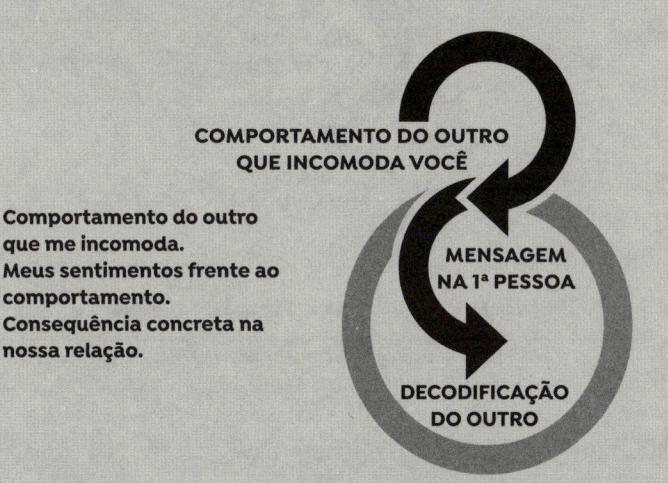

Figura 10. Proposta de Mensagem na 1ª Pessoa do Singular

Fonte: adaptada de Gordon (1975).

Às vezes, quando você fica frustrado, a ação impulsiva mobilizada pelo sentimento secundário de raiva[121] faz você usar a Mensagem na 2ª Pessoa do Singular: "Você está agindo como um bebê!" ou "Cale a boca!", por exemplo. Você não está dizendo nada sobre si, e seu filho caçula decodificará a sua mensagem como uma *acusação*/avaliação negativa da *pessoa* dele como um todo, o que aflora nele emoções que o fazem pensar coisas como: "Minha mãe me acha mau" ou "Minha mãe me acha ridículo".

Na Figura 11, esquematizo a proposta da Mensagem na 2ª Pessoa do Singular, para facilitar a sua compreensão.

---

[121] O sentimento secundário (por exemplo, a raiva) só aparece em consequência a um sentimento anterior mais básico (como a frustração).

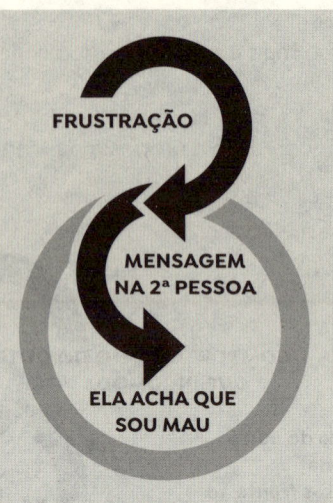

Figura 11. Mensagem na 2ª Pessoa do Singular

Fonte: adaptada de Gordon (1975).

Muitas vezes, ao aplicar a Mensagem na 1ª Pessoa do Singular, seu sentimento de raiva assusta o seu filho, deixando-o mais agressivo. Portanto, é necessário exprimir o seu sentimento primário (frustração, medo ou tristeza, entre outros).

Vou dar outro exemplo: você está jogando amarelinha com seus filhos no quintal e, ao atirar a pedra para acertar a casa x, um deles, quase atinge o seu olho. Então, você emite uma resposta cheia de raiva para ele: "Se você acertasse o meu olho, eu poderia ficar cego!". Na verdade, o seu primeiro sentimento foi de medo, mas seu objetivo ao demonstrar raiva foi o de punir ou deixar o seu filho culpado? Possivelmente, se você tivesse demonstrado medo de ferir-se ou de que alguém mais fosse ferido, ele ficaria mais atento para evitar o erro cometido e poderia lhe pedir perdão.

Agora que já compreendemos as duas propostas de Thomas Gordon (*ouvir ativo* e Mensagem na 1ª Pessoa do Singular), podemos aplicar o Passo 3.

Normalmente, o método "ganha-ganha" é aplicado quando existe conflito e/ou insatisfação no setor afetivo-relacional (A-R) entre pais e filhos. Em outras palavras, tanto os pais quanto os filhos se sentem afetados pela situação-problema e apresentam conflitos. Então procuram uma solução aceitável para ambos, com mútua satisfação (todos cedem um pouco, mas ninguém perde).

No **Passo 3**, trabalharemos com as quatro primeiras etapas a serem seguidas na negociação entre pais e filhos:

1. Identificando e definindo o conflito.
2. Gerando possíveis propostas para solucionar a situação-problema.
3. Analisando as soluções propostas.
4. Decidindo qual é a melhor solução.

EXERCÍCIO 8

Proponho agora que você se prepare para aplicar o método "ganha-ganha" com seu filho por meio do exercício 8:

1. Entre em contato com sua respiração. Respire profundamente três vezes seguidas e imagine-se como uma criança em um jardim. Com os olhos fechados, olhe para os próprios pés e roupas e diga para si mesmo: "Neste jardim, eu sou uma criança".
2. Sinta-se como essa criança e observe o que você está fazendo nesse jardim. Você vem sempre para cá quando está triste ou alegre? Como são as relações entre você e seus pais em casa? Esses sentimentos são provocados na inter-relação entre vocês?
3. Olhe para o seu pai e alterne o olhar para a sua mãe; enquanto criança, diga para cada um deles: "Quando você se comporta de

tal forma comigo, eu me sinto assim, e esse seu comportamento tem tal consequência concreta em nossa relação". Por exemplo: "Quando você diz que sou feio, eu me sinto como uma criança má de quem você não gosta, então fico mau de verdade: desobedeço você e faço coisas erradas, como bater e maltratar meus irmãos e coleguinhas".

4. Respire e verifique qual é o sentimento primário que perdurou em sua infância, suscitando pensamentos como: "Eu me sinto rejeitado(a) por minha mãe".

5. Em seguida, diga em voz alta para a sua mãe algo como: "Mãe, eu odiei você e quis o seu amor mais do que tudo em minha vida. Diante dessa ambivalência de sentimentos, fiquei confuso, inseguro, incapaz de existir e de me sentir capaz. Eu me sinto feio, burro, chato. E, então, digo para mim mesmo: 'Você é mau, falso, prepotente e burro'".

6. Continue como criança, entre em contato com o seu coração e, como uma "alma pura", diga alternadamente para eles: "Eu reconheço os erros que cometi com você, eu me arrependo e peço perdão pelos erros que cometi e prometo nunca mais repeti-los com ninguém... Ao mesmo tempo, eu o(a) perdoo pelos seus erros comigo em minha educação".

7. Respire profundamente três vezes, vire a cabeça para um lado e para o outro, abra os olhos e então verifique seus verdadeiros sentimentos no papel de filho.

Pegue uma folha de papel, escreva a dor que sentiu e desabafe-a com alguém de sua confiança. Levante os motivos pelos quais seus pais cometeram tais erros em sua educação e verifique como eles se reverteram em algo de bom para você, como: "Esses comportamentos de meus pais me ajudaram a cuidar bem de minha aparência, me dedicar aos estudos, experimentar minhas qualidades e talentos em diferentes ambientes e verificar meus próprios limites". Entre agora em contato presencial ou remoto com a pessoa com quem você possa fazer trocas amorosas.

Agora, você já está mais preparado para conhecer a síntese do que está envolvido nas primeiras quatro etapas da aplicação do método "ganha-ganha".

ETAPA 1: IDENTIFICANDO E DEFININDO O CONFLITO PRESENTE NA INTER-RELAÇÃO COM MEU FILHO

Para que essa etapa seja bem-sucedida, é essencial que seu filho esteja envolvido na solução dos comportamentos inadequados de ambas as partes.

a. Selecione um momento em que seu filho não esteja ocupado ou apressado para ir a algum lugar, para que ele não resista ou se sinta interrompido em algo com o qual esteja comprometido.

b. Diga a ele de forma clara e concisa qual é a situação-problema a ser resolvida usando a linguagem de aceitação, por exemplo: "Eu grito com você quando você interrompe a ajuda que dou a seu irmão nas tarefas escolares e você começa a chorar em seguida".

c. Defina de forma franca o seu sentimento primário envolvido na situação-problema. Por exemplo: "Eu fico frustrada quando não posso cumprir o combinado com vocês dois: ajudar seu irmão e brincar com você".

d. Descreva o comportamento de seu filho que o incomoda[122], como: "O que me incomoda é o seu comportamento de me

---

[122] Explicite o comportamento inadequado dele, e não a situação que você deseja, por exemplo: "Cale a boca enquanto eu estou falando".

interromper quando estou fazendo algo importante para mim ou para seu irmão, sem que você esteja incluído naquele momento".

e. Descreva a consequência concreta desse comportamento de seu filho na inter-relação de vocês e diga que quer encontrar uma solução aceita por ambos. Por exemplo: "Quando você me interrompe, eu demoro mais tempo para ajudar o seu irmão nas lições escolares e sobra menos tempo para brincar com você".

ETAPA 2: GERANDO POSSÍVEIS PROPOSTAS PARA SOLUCIONAR A SITUAÇÃO-PROBLEMA

A chave para o bom desenvolvimento dessa etapa é gerar uma variedade de soluções a serem oferecidas para seu filho por você.

a. Incentive seu filho a apresentar a primeira proposta de solução.

b. Evite avaliar se é boa ou má, julgar ou menosprezar qualquer uma das propostas oferecidas pelo seu filho. Aceite todas as propostas dele ainda sem apresentar as suas e escreva-as em um papel, cartolina ou lousa, se a situação-problema for muito complexa.

c. Evite convencê-lo de que algumas propostas dele possam ser inaceitáveis para você.

d. Se houver a participação de mais filhos, encoraje os calados a contribuírem com suas propostas.

e. Deixe-os levantar propostas até perceber que elas se esgotaram.

ETAPA 3: ANALISANDO AS SOLUÇÕES PROPOSTAS

Nessa etapa, é legítimo analisar as várias propostas apresentadas pelo seu filho utilizando o *ouvir ativo* ("Você acha que alguma solução é melhor do que outra, porque ela favorece a nós dois?") e/

ou a Mensagem na 1ª Pessoa do Singular ("Aquela solução atenderia melhor às minhas necessidades porque me deixaria mais satisfeito e evitaria tal consequência concreta").

ETAPA 4: DECIDINDO QUAL É A MELHOR SOLUÇÃO

Em geral, se você seguiu as etapas anteriores de forma aberta e honesta, a melhor solução emerge facilmente. Algumas vezes, a decisão mais criativa emerge de forma aceitável para as partes envolvidas, o que torna mais fácil a conclusão dessa etapa.

Algumas dicas que facilitam a decisão final são:

a. Evite desconsiderar alguma das propostas de seu filho, dando um incentivo do tipo "Eu lhe darei algo (objeto que ele queira) se escolhermos rapidamente a solução" ou "Vamos acabar logo com isso porque eu preciso ir para o trabalho agora" ou ainda "Vamos deixar as propostas restantes para depois?", pois seu filho sentirá que seus sentimentos foram desrespeitados.

b. Desconsidere a possibilidade de desacreditar a decisão de vocês tomarem a melhor solução, como: "OK, vamos testar essa proposta e veremos se ela funciona" ou "Será que ela resolve o problema?".

c. Se a solução envolver vários pontos, é interessante escrevê-los, para evitar esquecer-se de alguns.

d. Deixe clara a decisão tomada por ambas as partes, como: "OK, essa é a decisão final tomada por todos nós e vamos manter a nossa parte do acordo".

Eu asseguro que, se você seguir essas quatro etapas do Passo 3, terá mais sucesso em sua negociação com seu filho; antes de a colocar em ação, procure inspirar seu filho com exemplos bem-sucedidos de pais "fora de série" que você conhece.

Capítulo 12

PASSO 4: Inspiração – implementação da decisão tomada pela verificação da experiência comunicada e vivenciada

N este passo, você vai desenvolver a quinta etapa do método "ganha-ganha" com acréscimos de dados obtidos em minha própria experimentação.

A decisão final negociada no Passo 3 precisará ser implementada para que você e seu filho tenham sucesso em seu empreendimento no setor afetivo-relacional.

Algumas questões precisam ser bem discutidas, tais como:

a. Conflitos sobre tarefas ou obrigações, como: "Qual o padrão de performance requerido?", "Com que frequência?", "Em quais dias?".

b. Conflitos sobre a hora de dormir e quanto tempo de sono devem ser considerados pela família.

c. Conflitos sobre asseio e manutenção da sala limpa pelo filho devem ser reforçados: "Que legal, você deixou a sala limpinha".

d. Definir a necessidade de compra e quem vai pagar por objetos, como uma lousa para deixar mensagens, cestos de roupas para as crianças, um novo ferro de passar roupas para a filha, entre outros itens.

A implementação ajuda muito a alcançar o sucesso da decisão final acordada entre você e seu filho.

EXERCÍCIO 9

Pergunte-se agora: "O que eu devo fazer para ter mais força de vontade de dar o salto da frustração para o novo, nos próximos três anos?".

Eu considero que o mais importante é se conectar com a emoção primária que provoca o comportamento inadequado em você e em seu filho.

No exemplo considerado anteriormente, qual seria o sentimento primário que provoca o comportamento de interrupção em seu filho caçula?

Eu suponho que seria o ciúme e, após a verificação, você poderia dizer para o seu filho: "Filho querido, o coração da mamãe é tão grande quanto um jardim e contém muitos canteiros: um deles é do papai, outro de seu irmão e outro é somente seu".

Desse modo, seu filho possivelmente entenderá que ele não perde o seu amor (pois o canteiro dele é só dele) quando você ajuda o irmão (que também tem a sua porção de amor – o canteiro dele).

No entanto, conforme já falamos, entender é importante, mas mais importante do que o entendimento é a ação que provoca a mudança. Então, prove diariamente para os seus filhos que você cuida bem dos canteiros deles presentes em seu coração:

1. Alimente menos o passado e crie novos projetos para o futuro de curto, médio e longo prazos;
2. Fale menos, dialogue e escute mais.

3. Fale com seu filho de temas mais criativos, diferentes, interessantes para ambos.

4. Mude a história de vocês: passeie em locais novos e divirtam-se mais.

5. Leia mais com seu filho, conheça pais diferentes e observe a forma como eles educam os filhos.

6. Namore mais com seu esposo e dê mais tempo para seu filho experimentar o espaço privado dele.

7. Acrescente aqui outras ações que vão impulsionar o sucesso de seu acordo com o seu filho.

....

....

....

8. E agora me diga, sinceramente:

   8.1 Depois deste exercício, você pode perceber as consequências de suas intenções?

   8.2 Você realmente escolhe ser melhor pai ou mãe de agora em diante?

   8.3 Quais são as competências que mudarão a sua vida?

   8.4 Acrescente em sua folha de papel, com clareza, aonde você quer chegar até 2027.

Capítulo 13

PASSO 5: Solidificação – avaliação e implementação da decisão tomada

Nem sempre a decisão final implantada atende inteiramente aos pais e aos filhos. Muitas vezes os filhos comentam que está sendo difícil levá-la à cabo. Outras vezes, os pais comentam que estão com dificuldade de barganhar, por uma variedade de razões. Mas os filhos se sentem percebidos em suas necessidades quando os pais lhes perguntam se estão satisfeitos com a implantação da decisão acordada entre eles.

Então, por meio da comunicação assertiva, a decisão acordada pode sofrer modificações, principalmente no que se refere a horários e algumas tarefas específicas, como lavar a louça e limpar o banheiro ou a sala de brinquedos, entre outros. Nesses casos, volta-se a dialogar sobre as tarefas no que se refere à sua frequência semanal e ao rodízio entre os envolvidos.

Nem sempre a resolução dos conflitos precisa seguir todos os seis passos, pois podem ser resolvidos no Passo 3 e na sua reavaliação constante.

Portanto, a solidificação muitas vezes é árdua, porque é difícil mudar hábitos enraizados por meio de padrões repetitivos. E é preciso de um tempo para que se desenvolva a confiança entre pais e filhos com relação aos acordos realizados. É pela ação efetiva que os padrões se modificam e se solidificam. Mas sempre surgem novos desafios a serem solidificados a partir da tarefa resolvida de forma eficaz.

SOBRE OS EXERCÍCIOS 10 E 11

Conforme já sabemos, suas respostas impulsivas rápidas o impedem de pensar e não solucionam o seu sentimento de frustração. Conforme observo em alguns pacientes:

- Os sentimentos de exigência e sensação de despreparo afetivo para educar o filho costumam aumentar a frustração e a demora na aquisição da habilidade de pensar.
- O pensamento acelerado ou pensar muito antes de agir pode sinalizar dificuldade de lidar com a frustração.
- A sensação de nunca se sentir satisfeito e sempre querer mais aumenta a frustração devido à dificuldade de perceber a diferença entre a qualidade e a quantidade dos conteúdos que recebe: comida, aceitação do outro, conteúdos programáticos de um curso, entre outros.

Uma dica: Alguns padrões repetitivos de respostas (tais como sentimentos de medo, frustração e tristeza) contidos na mente subconsciente, que processa e executa informações, podem ser desvelados pela criança interna que nos dá a pista para a cura, por exemplo: *enfrentar o medo de crescer*, conforme pudemos verificar em um grupo de mulheres de meia-idade. A escolha interna nos descraviza do poder do outro e abre o caminho para chegar à mente autoconsciente.

EXERCÍCIO 10

1. Lembre-se das vozes de seus pais e da repetição de sua conduta frente a essas vozes, guiada pela sua criança interna. Olhe amorosamente para si e faça uma associação com uma imagem (por exemplo, uma lagarta presa no casulo que enfrenta o medo de sair para se libertar, conforme observado no grupo de mulheres de meia-idade citado anteriormente).

2. Realize três vezes a respiração: inspirar contando até quatro, segurar o pulmão cheio contando até quatro, expirar contando até seis e segurar o pulmão vazio contando até dois. Na quarta vez, foque na mente e tome uma decisão. Faça a escolha de viver o momento, desapegar do passado e do futuro.

3. Escreva a seguir pelo menos um sonho significativo que você teve durante esta semana e verifique se você pode fazer alguma associação entre o que sonhou e o que está acontecendo em sua vida atual.

....

....

....

EXERCÍCIO 11

1. Respire normalmente, de forma espontânea, sem interferir, observando apenas a expansão e a retração de sua caixa torácica (três vezes).

2. Observe sua respiração e conte: quatro segundos para inspirar e quatro segundos para segurar o pulmão cheio (enquanto isso, em cada inspiração vá acrescentando as ações: observe o tamanho de seu pulmão e o associe com o tamanho de seu corpo, dos pés

ao topo da cabeça; relaxe as partes de seu corpo da cabeça aos pés, tocando uma a uma. Fique atento às articulações do pescoço, dos punhos, tornozelos (faça isso três vezes).

3. Ao mesmo tempo, observe sua expiração e conte: seis segundos para expirar e dois segundos para segurar o pulmão vazio – enquanto isso, em cada expiração, foque em sua testa e veja passar nela, como se fosse um filme, todos os padrões repetitivos de respostas para os quais ainda não deu uma solução. Em seguida, escolha um padrão repetitivo que o incomoda e tome uma decisão de como parar sua repetição a partir de agora: ações específicas a serem feitas, quando, como e com quem. Por exemplo:

- **Ação:** vou chamar o meu filho para caminhar comigo, durante quarenta minutos, na trilha da área social do condomínio onde vivemos (local a ser combinado por ambos).

- **Quando:** às terças e quintas, das 17h às 17h40 (horários possíveis para ambos).

- **Como:** Vamos acelerar nossos passos e percorrer 500 metros a mais, a cada semana. (Deveremos permanecer em silêncio nos primeiros quinze minutos e utilizar os 25 minutos restantes para compartilhar um com o outro o que pensamos nos quinze minutos iniciais).

- **Com quem:** aos poucos, se for conveniente, podem ser incluídos nas caminhadas o esposo ou esposa, amigos do filho e/ou seus, familiares e vizinhos (fazendo rodízio das pessoas com quem cada um conversa, a cada nova caminhada).

Separe um caderno para registrar suas descobertas sobre si e o outro, a cada caminhada. E, quinzenalmente, verifique com seu filho e com os demais.

> A escolha interna nos descraviza do poder do outro e abre o caminho para chegar à mente autoconsciente.

Capítulo 14

PASSO 6:
Realização

A vivência do sucesso da alta produtividade na interconexão com seu filho, transmitida por meio de redes autossustentáveis para as inter-relações da família expandida no contexto social e profissional exige persistência, paciência e, sobretudo, muito amor.

Por meio desse método, você passa a observar seu filho com mais afinco, a ouvi-lo melhor e a legitimá-lo pelo que ele faz de melhor dentro dos limites dele.

A aplicação do Método Contra FAST, por meio de exercícios simples, o ajuda a conectar-se com seus valores prioritários e implantá-los na prática, por meio da tomada de decisão de um plano de ações concretas (com tempo determinado, quando, como e com quem aplicar). **Lembre-se:** nada é definitivo e tudo pode melhorar; logo, solidifique a melhor solução encontrada na negociação e mantenha-a até encontrar outra melhor.

EXERCÍCIO 12[123]

Avaliação de seu filho

A resposta honesta às perguntas a seguir enriquece e projeta novos trajetos da tarefa combinada.

- É respeitoso? Se oferece para realizar outras tarefas? Encara as questões do seu ponto de vista pessoal? Evita atitudes obstinadas que dificultem a tarefa? Evita a formação de "panelinhas" dentro do grupo (caso se formem)? Evita ditar ordens? Fala mal dos demais em vez de ajudá-los? Quais dificuldades ou facilidades apresentadas na tarefa ajudaram no ambiente familiar?

Autoavaliação do pai ou da mãe

- Pensei nessa tarefa como forma de me aproximar do meu filho?
- Preparei a tarefa de forma adequada ou improvisei?
- Após a preparação da tarefa com meu filho, sou capaz de sair dos meus esquemas e construir com o outro?
- Sou pontual?
- Sou cuidadoso com a participação de todos nas trocas de pares e em grupo?
- Aceitei o discurso saudável?
- Utilizei com frequência as perguntas de devolução? ("O que você pensa?", "Como lhe parece?")
- Registrei por escrito as ideias novas?
- Uso o registro como elemento para antecipar possíveis problemas?

---

[123] Adaptado de: ROMAÑA, M. A. **Pedagogia psicodramática e educação consciente**: mapa de um acionar educativo. Campo Grande: Entre Nós, 2019.

Quadro 9. Três tipos de adequação possíveis com você e com seu filho

RESPOSTAS	RESO-LUÇÃO	SATIS-FAÇÃO	CRITÉRIOS SEM CON-FLITOS	COM VOCÊ	COM SEU FILHO
Adequada	+	+	+		
Pouco adequada	+	+	–		
		–	+		
Pouquíssimo adequada	+	–	–		
Em crise	–				

Fonte: adaptado de Simon (2005).

Coloque um x no tipo de adequação que você apresenta na relação com seu filho neste momento, após a leitura deste livro até aqui.

Acrescente novas tarefas à medida que você e seu filho vão criando um espaço mental para pensar e vencer a armadilha **FAST** (**F**rustração, **A**ção impulsiva, **S**em **T**empo para pensar).

Agora que você entendeu o método, é só começar a executá-lo em situações com tarefas simples. Esse é o momento no qual você vai comprovar se o método dá certo e aprimorá-lo cada vez mais, assim como fizeram:

• Dora, de 49 anos (p. 24), que já montou sua empresa de aluguel por temporada dos próprios imóveis, na qual exercita seu maior talento – comunicar pelo *ouvir ativo* e Mensagem na 1ª Pessoa com os clientes e colaboradores, e negociar custos e benefícios pelo método "ganha-ganha", com alta produtividade, que ela aprendeu no relacionamento com a filha Glória, que está se desenvolvendo bem em seus projetos universitários e convivendo de forma excelente com os pais durante o período de férias escolares.

- Jeremias, de 30 anos, que se separou da esposa com quem mantinha um relacionamento de codependência, está trabalhando como professor de ensino médio após concluir o mestrado e é músico nas horas vagas, o que lhe permitiu comprar a parte da esposa de sua casa própria. Ele tem contatos amorosos sistemáticos com o filho de 1 ano e meio de idade, definido por processo judicial. Em seus horários livres, joga futebol no time da cidade, curte caminhadas e passeios em cachoeiras e toca na igreja.

- Inês, de 20 anos, que tem hoje a mãe como maior confidente, em vez de se cortar quando se sentia rejeitada. Conseguiu estabelecer um namoro firme com um colega da universidade, com quem é capaz de ter toques amorosos, bons diálogos e passeios durante as férias. Está tendo um excelente resultado na empresa onde faz estágio e desenvolve a sua liderança cooperativa.

- Maria, de 80 anos, que utiliza seus proventos de aposentadoria para praticar pilates, pintar, viajar e divulgar instrumentistas excelentes por meio de seu blog. Nas horas livres, faz palestras e dá consultoria para educadores, o que lhe proporciona imenso prazer e um ganho extra.

Portanto, mais importante do que entender esse método é aplicá-lo. Você não precisará esperar seis meses para enxergar seu filho e reconhecê-lo por meio da interconexão a ser estabelecida em um relacionamento harmonioso. Relacionamentos significativos que são inventados na ação valorizam as prioridades. Assim, você conseguirá melhores e maiores resultados sustentáveis na ação educativa familiar.

E QUAL É O MAIOR SEGREDO DO MÉTODO CONTRA FAST?

À medida que fui aplicando o Método Contra FAST, percebi que ele é muito eficaz na comunicação assertiva relativa aos comportamentos adequados dos filhos. Dessa forma, você garante a manutenção desses comportamentos e, o mais importante, previne a aquisição de comportamentos inaceitáveis na inter-relação pai-filho.

O *ouvir ativo* favorece a ampliação do diálogo de vocês, por exemplo: "Filho, você está mais cooperativo nas tarefas de casa porque observou o jeito de Fulano agir com os pais dele?" ou "Você está se aproximando e fazendo mais carinho em nosso gato porque percebeu que ele não arranha você?".

Assim, seu filho poderá falar mais sobre as qualidades dos novos amigos da escola e contar por que ele, no passado, não dava atenção para o gato da família. Aos poucos, você conhecerá os sentimentos primários de seu filho e poderá incentivá-lo a atingir as próprias metas com sucesso[124].

A Mensagem na 1ª Pessoa ajudará seu filho a se identificar ou não com você na construção da própria identidade, por exemplo:

> *Quando eu tinha a sua idade, detestava quando meus pais falavam de coisas íntimas minhas com pessoas estranhas. Então eu falei, chorando, para eles: "Eu me sinto alegre por vocês se orgulharem de mim, mas prefiro que vocês digam seus sentimentos diretamente para mim". Eles me olharam assustados*

---

[124] Essa proposta se refere à sua área de *não problema* e à de seu filho. Se tiver dificuldade em detectar os sentimentos primários de vocês, procure um profissional competente que possa auxiliá-los nessa tarefa.

e eu lhes disse: "Assim eu me abrirei mais com vocês
sobre minhas coisas particulares".

Eu garanto que, ao ouvir tal mensagem, seu filho estará mais pronto para lhe dizer em que ele se parece ou não com você. E vocês estreitarão cada vez mais os vínculos afetivos.

Eu consegui, e muitos pais também conseguiram acompanhar os filhos e admirá-los até o fim da jornada. É maravilhoso olhar para um filho e desejar ter um pai ou uma mãe como ele.

Seja aquele pai ou aquela mãe que resolve inverter os valores, os pesos e as medidas para ter não apenas uma família bem-sucedida, mas também sucesso em sua família ampliada, curtir pessoas em diferentes espaços e tempos.

Então eu lhe convido: venha participar do time de pais suficientemente bons, que geram, gestam e nutrem filhos autorresponsáveis e líderes do futuro.

"Lembre-se: nada é definitivo e tudo pode melhorar; logo, solidifique a melhor solução encontrada na negociação e mantenha-a até encontrar outra melhor."

E agora, como fica minha inter-relação com meu filho?

Renda-se, como eu me rendi. Mergulhe no que você não conhece como eu mergulhei. Não se preocupe em entender, viver ultrapassa qualquer entendimento.

Clarice Lispector[125]

A intersubjetividade presente na relação entre pais e filhos se desenvolve a partir de certa ordenação entre ciclos e suas fases, que evoluem a partir de uma ordenação inicial, que retroatua sobre eles, em um elo produtivo ininterrupto.

Focar em cada momento de vida permite a ampliação perceptiva desses movimentos em nossos mundos interno e externo, por meio da conexão. Desse modo, pais e filhos estabelecem vínculos afetivos e se enlaçam em um ambiente de aceitação, que frutifica cidadãos mais autônomos e emancipados.

O método contra a armadilha FAST é uma ferramenta que trabalha com o bom senso naquilo que é simples e óbvio. Mas muitos pais me perguntam: "Eu entendi, mas por que é tão difícil aplicá-lo nas ações de convivência diária?". De fato, 99% das pessoas que têm acesso ao método percebem que não fazem o óbvio. E após pelo menos doze encontros de aprimoramento das relações afetivas de forma individual, de casal, familiar ou grupal, os participantes começam a incorporar e aplicar o método em suas ações cotidianas. É preciso ver que ele funciona para crer!

A intervenção breve com pais permite a percepção de hábitos enraizados em nosso modo de ser e estar no mundo, porque foram implantados de forma transgeracional e se constituem como "conserva cultural" que se transforma em crenças e valores.

[125] LISPECTOR, C. **A paixão segundo G.H**. Rio de Janeiro: Rocco: 2009.

A abertura para a sua revisão é impulsionada por angústias em situações novas, que geram sentimentos secundários, como raiva, que são causados por sentimentos primários, tais como o medo e a frustração. Mas resistimos à frustração porque queremos manter padrões comportamentais que geraram um equilíbrio instável, nos quais permanecemos inseguros, insatisfeitos e com conflitos internos e/ou externos.

Portanto, emitir uma resposta nova e mais adequada ao nosso quadro de valores internos e externos se constitui um desafio para pais corajosos, persistentes e pacientes. E nada nos mobiliza mais para o novo do que o amor pelos filhos. Por eles, somos capazes de rever nossas intenções, abrir possibilidades de escolha e tomar decisões de mudança.

Porém, só utilizamos a nossa vontade de agir para mudar os resultados de nossos empreendimentos se analisarmos os benefícios que advirão dessa mudança. Aí, se queremos nos tornar empreendedores de sucesso na família e no trabalho, agarramos com força tudo o que nos possa beneficiar, apesar dos medos.

Mas, para que essa trajetória ocorra de forma tácita, o primeiro passo é a conexão consigo mesmo, como nos ensina o Método Contra FAST. Assim, empoderado, você terá condições de utilizar o *ouvir ativo* e a Mensagem na 1ª Pessoa do Singular para criar um ambiente de aceitação, onde lidará com as frustrações como pais e filhos conscientes de sua parcela de participação, para o sucesso desse empreendimento.

Assim, fortalecidos, pais e filhos fazem acordos baseados em negociações "ganha-ganha", que sempre são readaptados de forma adequada para que nos sintamos pais suficientemente bons, capazes de resgatar o que há de melhor em nós e em nossos filhos. Pois, afinal, somos uma equipe!

Vivemos em uma sociedade complexa, que "estranha" o simples capaz de mobilizar emoções inconscientes, que nos movimentam para o que nos é familiar.

Pelo conceito de entropia de Prigogine (2022), afirmamos que fenômenos irreversíveis não se reduzem a um aumento de "desordem", mas podem produzir certas formas de ordem, tais como as estruturas "auto-organizadas". E a auto-organização interna dos sistemas vivos cria estruturas complexas dissipativas da entropia.

Os pais trocam energia com os filhos, que se expandem para a vizinhança, o que torna o meio social capaz simultaneamente de aumentar ou diminuir a entropia. Em outras palavras, fugimos da entropia porque metabolizamos a desorganização e o caos do meio ambiente organizado em estruturas complexas que se auto-organizam pelas fases do *sonho, criação, comunicação, inspiração, solidificação* e *realização*, nos ciclos da vida: *infância, adolescência* e *maturidade*.

Portanto, é por meio da ordem e da desordem que pais e filhos mantêm relações amorosas na vida do lar. A desordem obriga a criar novas formas de ordem. Então, o crescimento da entropia designa a direção do futuro para pais que aceitam o desafio de gerar, gerir, nutrir e educar filhos prósperos e capazes de funcionar como elos de mudança nas próximas gerações.

O relacionamento entre pais e filhos está sempre em movimento, desde a preconcepção até a velhice ativa. Esses movimentos podem ser modificados em sua direção para a vida ou para a morte. E, como só temos certeza da morte, vamos aproveitar o prazer de viver em boa companhia em todos os momentos da vida!

Espero que tenha gostado de ler e aplicar o que aqui confabulamos e que divulgue para os amigos.

Estou à sua disposição para dúvidas, complementações e trocas, pois este livro é apenas o início de uma conversa.

Com imenso carinho,
Leila Kim

Caminhos para uma relação digna entre pais e filhos

eila Kim é uma profissional estudiosa, dedicada e muito atenta às questões relacionais. Ao ler seu livro, muitas aprendizagens proliferam de suas experiências de vida, como terapeuta e, principalmente, como uma pessoa que se disponibiliza para ajudar quem tem dificuldade em seu papel de pai e profissional da psicoeducação. Mas o livro é para todos aqueles que tenham interesse e desejo de fazer mudanças e transformações no seu dia a dia como educador.

É uma leitura densa, cheia de possibilidades de aprendizagem, nas quais vale a pena mergulhar para construir, junto com ela, um caminho para encontrar a própria dignidade nesse contexto socioeconômico e cultural complexo e cheio de manobras.

Sabemos que a vida não é resultado e, sim, processo. Ter uma vida digna não é um prêmio, é um direito. É fazer um caminho entre picos e vales para encontrar sua dignidade como pai, mãe, pessoa e cidadão, contribuindo para uma sociedade mais humanizada e justa. Um cidadão que se preocupa em superar suas dificuldades para estar como o outro que precisa de você. Superar dificuldades é uma jornada do coração.

Segundo Leila Kim, nossas histórias são importantes para nos dar poder, nos humanizar e nos empoderar. Kenneth e Mary Gergen nos dizem que as pessoas são as histórias que contam de si mesmas. Nossas histórias são partes intrínsecas de nossas vidas.

Dialogar é criar contextos de oportunidades que nascem sempre de uma boa conversa. A linguagem é algo que se realiza de forma conjunta e relacional. Se queremos ter mudanças duradouras, temos que trabalhar de forma lenta e desacelerada. O livro contém vários exercícios que orientam e preparam os pais, e têm o papel de desenvolver espaços inspiradores e de aprendizado.

Em seu livro, Leila trabalha com vários aspectos relevantes, que contribuem para uma prática efetiva e construtiva da relação, da aprendizagem e de aspectos que colaboram para as mudanças e a transformação das pessoas e de seus processos: ela estimula a busca pelos recursos pessoais e internos de cada um. Esses recursos são mais importantes que os métodos e técnicas que propagam o autoconhecimento de fora para dentro. Outro importante aspecto é o trabalho realizado em grupo, em que um aprende com o outro e os pais podem se ver no comportamento do outro, e assim compreender que não estão sozinhos nesses dilemas. Por fim, outro aspecto não menos importante é a orientação dada aos pais sobre o ciclo de vida dos filhos e da família, os padrões repetitivos de funcionamento, vistos a partir da transgeracionalidade.

Ao escrever este livro, Leila Kim pensou mais na superação dos pais do que na recuperação de uma relação desgastada. Leila está focada não nos sintomas, mas nas condições relacionais e da vida dos pais, das crianças e dos adolescentes. É uma superação dos processos sociais, a coconstrução da dignidade nos nossos relacionamentos.

Este livro busca criar condições e contextos que apoiam os pais ao cuidar de seus filhos. Busca, ainda, ajudar as pessoas a navegarem nos sistemas e subsistemas familiares tão complexos e muitas vezes fragmentados para construírem com otimismo e empoderamento pessoal, em um processo de cidadãos que formam cidadãos; encontrar seu sentido do eu e evitar as microagressões; estar com os filhos em uma coconstrução relacional e responsável. Criar cidadania é criar dignidade. Sair de um olhar do diagnóstico e pensar nos significados das palavras. O rio Solimões e o rio Negro têm diferentes propriedades, mas ambos são rios, com suas potencialidades e características importantes em seus contextos. Primeiro temos que construir os relacionamentos para depois desconstruir os problemas.

Leila busca trabalhar no livro diferentes compreensões importantes e necessárias ao relacionamento na família, principalmente entre pais e filhos, tais como: relações interpessoais; senso de pertencimento; foco nas potencialidades; construção coletiva do conhecimento; compartilhamento de experiências – nossas experiências podem se tornar nossas amigas ou inimigas; singularidade da construção de sentido; e esperança relacional.

Termino agradecendo o convite para ler este livro e escrever seu posfácio. Foi um presente para mim. Este é certamente um excelente instrumento para todos os interessados nessa temática desafiadora.

Marlene Magnabosco Marra

PSICÓLOGA, TERAPEUTA E ESCRITORA,
É DOUTORA EM PSICOLOGIA CLÍNICA E CULTURA
PELA UNIVERSIDADE DE BRASÍLIA (UNB)
E PELA UNIVERSIDADE DE TEL AVIV,, EM ISRAEL

Bibliografia

AGUDO, V. R. C. **A transição para a idade adulta e seus marcos**: que efeito na sintomatologia depressiva? Dissertação (Mestrado em Psicologia) – Universidade de Lisboa, Faculdade de Psicologia e de Ciências da Educação, Lisboa, 2008.

ARAÚJO, L. F.; CASTRO, J. L. de C.; SANTOS, J. V. de O. A família e sua relação com o idoso: um estudo de representações sociais. **Psicologia em Pesquisa**, v. 2, n. 2, p. 14-23, 2018. Disponível em: https://bit.ly/3KeodjE. Acesso em: 7 mar. 2023.

BALTES, P. B.; DANISH, S. Intervention in life-span development and aging: issues and concepts. In: TURNER, R.; REESE, H. (ed.). **Life-Span Developmental Psychology**, p. 49-78, 1980. Disponível em: https://bit.ly/3LV77Z6. Acesso em: 7 mar. 2023.

BAPTISTA, M. M. **O gênio colonial português**: o papel dos medias na criação de um mundo Português. Coimbra: Grácio, 2017.

BAUMRIND, D. Child care practices anteceding three patterns of preschool behavior. **Genetic Psychology Monographs**, v. 75, n. 1, p. 43-88, 1967. Disponível em: https://bit.ly/3zuccjX. Acesso em: 7 mar. 2023.

_____. Current patterns of parental authority. **Developmental Psychology Monographs**, v. 4, n. 1, p. 1-103, 1971.

BAUMRIND, D.; BLACK, A. E. Socialization practices associated with dimensions of competence in preschool boys and girls. **Child Development**, v. 38, n. 2, p. 291-327, 1967. Disponível em: https://bit.ly/40jKQsr. Acesso em: 7 mar. 2023.

BENTES, A. C. O.; PEDROSO, J. da S.; FALCÃO, D. V. da S. Papéis desempenhados por pais idosos e filhos na velhice: revisão integrativa de literatura. **Revista Kairós-Gerontologia**, v. 23, n. 3, p. 321-337, 2021. Disponível em: https://bit.ly/3JOKK54. Acesso em: 7 mar. 2023.

BERGEN, D. The role of pretend play in children's cognitive development. **Early childhood Research & Practice**, v. 4, n. 1, 2002. Disponível em: https://bit.ly/3KeqfjM. Acesso em: 7 mar. 2023.

BION, W. R. Dinâmica de grupo: uma revisão. In: KLEIN, M.; HEIMANN, P.; MONEY-KIRLE, R. E. (org.). **Temas de psicanálise aplicada**. Rio de Janeiro: Zahar, 1969.

_____. **Experiências com grupos**. Tradução de W. I. Oliveira. Rio de Janeiro: Imago; São Paulo: Edusp, 1975.

_____. **Os Elementos da Psicanálise** (inclui o aprender com a experiência). Rio de Janeiro: Zahar, 1966.

_____. Tradução: duas conferências de W. R. Bion. Turbulência emocional. **Revista Brasileira de Psicanálise**, v. 21, n. 121, p. 121-133, 1987.

BLENKNER, M. Social work and family relationships in later life with some thoughts on filial maturity. In: SHANAS, E.; STREIB, G. (ed.). **Social structure and the family**: generational relations. New Jersey: Prentice Hall, 1965. p. 117-130.

BORGES, A. **Diário de Notícias**. 12 fev. 2011.

BRAY, J. H.; HETHERINGTON, E. M. Families in transition: introduction and overview. **Journal of Family Psychology**, v. 7, p. 3-8, 1993. Disponível em: https://bit.ly/3FVrkdr. Acesso em: 7 mar. 2023.

BRODY, E. M. Parent care as a normative family stress. **The Gerontologist**, v. 25, n. 1, p. 19-29, 1985. Disponível em: https://bit.ly/3JMD3fz. Acesso em: 7 mar. 2023.

BRONSTEIN, P.; CLAUSON, J.; STOOL, M. F.; ABRAMS, C. I. Parenting behavior and children's social, psychological and academic adjustment in diverse family structures. **Family Relations**, v. 42, n. 3, p. 268-276, 1993. Disponível em: https://bit.ly/3JRFvBF. Acesso em: 7 mar. 2023.

CALVENTE, C. **O personagem na psicoterapia**: articulações psicodramáticas. São Paulo: Ágora, 2002.

CAMPBELL, A.; SHIRLEY, L.; CANDY, J. A longitudinal study of gender-related cognition and behavior. **Developmental Science**, v. 7, n. 1, p. 1-9, 2004. Disponível em: https://bit.ly/3TVfNRq. Acesso em: 8 mar. 2023.

CICIRELLI, V. G. A measure of filial anxiety regarding anticipated care of elderly parents. **The Gerontologist**, v. 23, p. 478-482, 1988. Disponível em: https://bit.ly/3TLBljf. Acesso em: 8 mar. 2023.

_____. Family support in relation to health problems of the elderly. In: BRUBAKER, T. H. (ed.). **Family relationships in later life**. 2. ed. California: Sage, 1990. p. 212-228.

CRAMER, B. **Profissão bebê**. São Paulo: Martins Fontes, 1993.

DADA BHAGWAN. **Amor puro**. Ed. Mr. Ajit C. Patel. Gujarat, India: Dada Bhagwan Vignan Foundation, 2021.

ELIACHEFF, C.; HEINICH, N. **Mães-filhas**: uma relação a três. Tradução de Cláudia Berliner. São Paulo: Martins Fontes, 2004.

ERIKSON, E. H. **Infância e sociedade**. Rio de Janeiro: Zahar, 1976.

_____. H. **The life cycle completed**. New York: Norton, 1982.

FISKE, M. **Meia-idade**: a melhor época da vida? São Paulo: Harper & Row, 1981.

FIÚSA, A. C. F. **Meia-idade e cuidados filiais**: uma análise *life span*. Dissertação (Mestrado em Gerontologia Social) – Instituto Politécnico de Viana do Castelo, Portugal, 2020.

FONSECA, V. da. **Psicomotricidade**: filogênese, ontogênese e retrogênese. Porto Alegre: Artes Médicas, 1998.

FREUD, S. Fragmentos da análise de um caso de histeria. In: **Obras completas**. Tradução de Jayme Salomão. Rio de Janeiro: Imago, 1976. v. 7, p. 113.

_____. **Introdução ao narcisismo**: ensaios de metapsicologia e outros textos (1914-1916). Tradução de Paulo César de Souza. São Paulo: Companhia das Letras, 2010a. Obras completas, v. 12, p. 51-81.

_____. **O inquietante (1919)**. Tradução de Paulo César de Souza. São Paulo: Companhia das Letras, 2010b. Obras Completas, v. 14, p. 328-376.

GELL-MANN, M. **The Quark and the Jaguar**. London: Little Brown and Co., 1994.

GORDON, T. **P.E.T. in action**: all the basic P. E. T. techniques plus new solutions from parents who put P.E.T. to work. New York: Bantam Books, 1976.

_____. **P.E.T. Parent Effectiveness Training**: the tested new way to raise responsible children. New York: Plume Book New American Library, 1975.

GUTMANN, D. The cross-cultural perspective: notes toward comparative Psychology of aging. In: BIRREN, J. E.; SCHAIE, K. W. (org.). **Handbook of the Psychology of aging**. New York: Van Nostrand Reinhold, 1977. p. 302-306.

HARTER, S. Developmental changes in self-understanding across the 5 to 7 shift. In: SAMEROFF, A. J.; HAITH, M. M. (ed.). **The five-to-seven-year shift**: the age of reason and responsibility. Chicago: University of Chicago Press, 1966. p. 207-235.

_____. The development of self-representations. In: DALMON, W.; EISENBERG, N. (ed.). **Handbook of child psychology**: social, emotional, and personality development. 5. ed. New York: Wiley, 1988. v. 3, p. 553-617.

INGLEZ-MAZZARELLA, T. **Fazer-se herdeiro**: a transmissão psíquica entre gerações. São Paulo: Escuta, 2006.

JORGE, M. M. Perdas e ganhos no envelhecimento da mulher. **Psicologia em Revista**, v. 11, n. 17, p. 47-61, 2005. Disponível em: https://bit.ly/40m8K6q. Acesso em: 9 mar. 2023.

JUNG, C. G. **O eu e o inconsciente**. Tradução de Dora Ferreira da Silva. 17. ed. Petrópolis: Vozes, 2003.

JUNG, C. G. et al. **O homem e seus símbolos**. Tradução de Maria Lúcia Pinho. 2. ed. Rio de Janeiro: HarperCollins, 2016.

KANT, I. **Crítica da razão prática**. Tradução, introdução e notas de Valério Rohden. 2. ed. São Paulo: Martins Fontes, 2015.

KIM, L. M. V. **Estudo da contratransferência do professor na inter-relação com o grupo de alunos**. Tese (Doutorado em Psicologia) – São Paulo, Universidade de São Paulo, 2008.

KIM, L. M. V. Intervenção sociodramática breve operacionalizada (ISBO). **Revista Brasileira de Psicodrama**, v. 20, n. 1, p. 93-114, 2012. Disponível em: https://bit.ly/3JT1Xuh. Acesso em: 9 mar. 2023.

_____. Metodologia ativa na educação: ensino, pesquisa e serviços. **Revista Brasileira de Psicodrama**, v. 27, n. 1, p. 5-9, 2019. Disponível em: https://bit.ly/3ZBdVyx. Acesso em: 9 mar. 2023.

_____. Pensamento e relações amorosas: uma experiência com grupo de idosas. In: FREITAS, D. C. (org.). **Por trás dos fatos**: a psicanálise pode explicar. São Paulo: Vetor, 2017.

_____. Sustentabilidade do ser coordenador de grupos: sopro de vapor que se movimenta. In: CONGRESSO BRASILEIRO DE PSICODRAMA, 23., 2022, São Paulo. **Anais**... São Paulo: UNIP, 2022.

KIM, L. M. V.; BAPTISTA, M. M. **Análise das relações de poder entre a Gestão de Políticas Públicas e professores de primeiro ano do Ensino Básico em um distrito de Portugal**. Relatório (Pós-Doutorado em Estudos Culturais). Aveiro, Portugal, Universidade de Aveiro, 2017.

KIM, L. M. V.; DIAS, E. T. D. M. Angústia de separação e capacidade de simbolizar, na inter-relação professor-alunos, em escolas públicas. In: KIM, L. M. V.; DIAS, E. T. D. M.; BAPTISTA, M. M. (org.). **Polifonias psicológicas e educacionais**: vozes e olhares dirigidos à escola e à cultura. Jundiaí: Paco, 2018. p. 83-120.

_____. Intervenções educacionais e subjetividade: o desafio da ação concreta em investigações científicas. **Eccos**, n. 56, 2021. Disponível em: https://bit.ly/3KmVlG1. Acesso em: 9 mar. 2023.

KIM, L. M. V.; MARINO, M. J. Training in Psychodrama: democratic project under construction. In: FLEURY, H. J.; MARRA, M. M.; HADLER, O. H. (org.). **Psychodrama in Brazil**: contemporary applications in mental health, education, and communities. Singapura: Springer, 2022. p. 55-70.

KLEIN, M. Situações de ansiedade infantil refletidas em uma obra de arte e no impulso criativo. In: **Amor, culpa e reparação e outros trabalhos (1921-1945)**. Tradução de André Cardoso. Rio de Janeiro: Imago, 1996. p. 240-248.

LACHMAN, M. Mind the gap in the middle: a call to study midlife. **Research in Human Development**, v. 12, n. 3-4, p. 327-334, 2015. Disponível em: https://bit.ly/3FUzcMt. Acesso em: 9 mar. 2023.

LANG, F. R. et al. Personal effort in social relationships across adulthood. **Psychology and Aging**, v. 28, n. 2, p. 529-539, 2013. Disponível em: https://bit.ly/3lFMF3X. Acesso em: 9 mar. 2023.

LAPLANCHE, J.; PONTALIS, J. B. **Vocabulário da Psicanálise**. São Paulo: Martins Fontes, 1998.

LAURSEN, B. Closeness and conflict in adolescent peer relationship: interdependence with friends and romantic partners. In: BUKOWSKI, W. M.; NEWCOMB, A. F.; HARTUP, W. W. (ed.). **The company shey keep**: friendship in childhood and adolescence. New York: Cambridge University Press, 1996. p. 186-210.

LEVINSON, D. **The seasons of a man's life**. New York: Alfred A. Knoff, 1977.

LISPECTOR, C. **A paixão segundo G.H**. Rio de Janeiro: Rocco: 2009.

_____. **Água viva**. Rio de Janeiro: Rocco, 1973.

_____. **Perto do coração selvagem**. Rio de Janeiro: Rocco, 1998.

LOWEN, A. **Bioenergética**. São Paulo: Summus, 1982.

MARTINS, E. Constituição e significação de família para idosos institucionalizados: uma visão histórico-cultural do envelhecimento. **Estudos e Pesquisas em Psicologia**, v. 13, n. 1, p. 215-236, 2013. Disponível em: https://bit.ly/2Qf6XMv. Acesso em: 9 mar. 2023.

MASSONI, N. T. Ilya Prigogine: uma contribuição à filosofia da ciência. **Revista Brasileira de Ensino de Física**, v. 30, n. 2, 2008. Disponível em: https://bit.ly/3lO04XE. Acesso em: 9 mar. 2023.

MASTEN, A. S.; COATSWORTH, J. D. The development of competence in favorable and unfavorable environment: lessons from research on successful children. **American Psychologist**, v. 53, n. 2, p. 205-220, 1988. Disponível em: https://bit.ly/3JRdOJ0. Acesso em: 9 mar. 2023.

MAZZA, M.; LEFÈVRE, F. A instituição asilar segundo o cuidador familiar do idoso. **Saúde e Sociedade**, v. 13, n. 3, p. 68-77, 2004. Disponível em: https://bit.ly/3ZliAUU. Acesso em: 9 mar. 2023.

MEHRABIAN, A. **Nonverbal communication**. New Jersey: Transaction Pub, 2007.

MÉLEGA, M. P. **Símbolos em Psicanálise**: continentes de experiências emocionais. São Paulo: Blucher, 2022.

MORENO, J. L. **Fundamentos do Psicodrama**. São Paulo: Summus, 1983.

_____. **O teatro da espontaneidade**. São Paulo: Summus, 1984.

MORIN, E. **Introdução ao pensamento complexo**. Tradução de Eliane Lisboa. 5. ed. Porto Alegre: Sulina, 2015.

NEUGARTEN, B. L.; GUTMANN, D. L. Age sex roles personality in Middle Age: a thematic apperception study. In: NEUGARTEN, B. L. (org.). **Middle Age and Aging**. Chicago: University of Chicago Press, 1968. p. 51-58.

OMER, H.; FLEURY, H. **Pais e filhos em tempos de crise**: como construir presença, autocontrole e uma rede de apoio. São Paulo: Ágora, 2020.

OTERO, E. P. "Não esqueça o principal", uma história sobre as prioridades da vida. **Família**, [s.d.]. Disponível em: https://bit.ly/3ZoOBLT. Acesso em: 9 mar. 2023.

PIAGET, J. **La formation du symbole chez l'enfant**. Paris: Delachaux et Niestlé, 1964.

PRIGOGINE, I. **As leis do caos**. São Paulo: Unesp, 2002.

_____. **O fim das certezas**: tempo, caos e leis da natureza. São Paulo: Unesp, 1996.

ROBBINS, R. **O Tao da transformação**: ritmo e integração. Campinas: Psy, 1996.

ROJAS-BERMÚDEZ, J. G. **Núcleo do Eu**: leitura dos processos evolutivos fisiológicos. São Paulo: Natura, 1978.

ROMAÑA, M. A. **Pedagogia psicodramática e educação consciente**: mapa de um acionar educativo. Campo Grande: Entre Nós, 2019.

RUBLE, D. N.; MARTIN, C. L. Gender development. In: DALMON, W.; EISENBERG, N. (ed.). **Handbook of child psychology**: social, emotional, and personality development. 5. ed. New York: Wiley, 1988. v. 3, p. 933-1016.

SHINYASHIKI, E. **O poder do carisma**: conquiste e influencie pessoas sendo você mesmo. São Paulo: Gente, 2018.

SILVA, A. R. et al. Construindo a integridade familiar no fim da vida. **Psychologica**, v. 53, p. 109-129, 2010. Disponível em: https://bit.ly/3TVNuSU. Acesso em: 9 mar. 2023.

SIMON, R. **Psicologia clínica preventiva**: novos fundamentos. São Paulo: EPU, 1989.

_____. **Psicoterapia breve operacionalizada**. São Paulo: Casa do Psicólogo, 2005.

SPITZ, R. A. **El primer año de vida del niño**: genesis de las primeras relaciones objetales. 3. ed. Madrid: Aguilar, 1973.

STRAUS, M. A.; FIELD, C. J. Psychological aggression by American parents: national data on prevalence, chronicity, and severity. **Journal of Marriage and family**, v. 65, n. 11, p. 795-808, 2003. Disponível em: https://bit.ly/3nqNldW. Acesso em: 9 mar. 2023.

VIEIRA, L. M. P. **Processo grupal psicodramático**: teoria e prática no contexto educacional. Dissertação (Mestrado em Psicologia da Educação) – São Paulo, Pontifícia Universidade Católica de São Paulo, 1992.

VIEIRA, P. **O poder da autorresponsabilidade**: a ferramenta comprovada que gera alta performance e resultados em pouco tempo. São Paulo: Gente, 2017.

WEBER, L. N. D. et al. Identificação de estilos parentais: o ponto de vista dos pais e dos filhos. **Psicologia: Reflexão e Crítica**, v. 17, n. 3, p. 323-331, 2004. Disponível em: https://bit.ly/3TVNMsY. Acesso em: 9 mar. 2023.